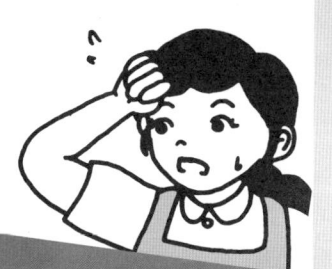

継続通院したくなる歯科医院のスタッフ育成計画

―― 失敗しないスタッフの採用から教育まで ――

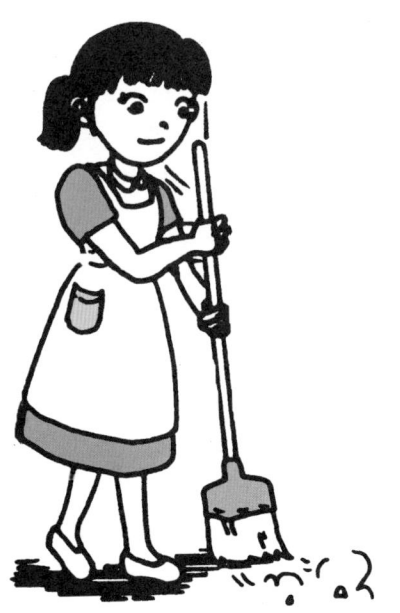

岩崎小百合
沢口由美子

✳✳✳✳✳✳✳✳✳✳ 目　次 ✳✳✳✳✳✳✳✳✳✳

まえがき ……………………………………………………………………… 5

第1章　求人を考える時 ……………………………………… 7
どのような人材が望ましいか？ …………………………………… 9
　1. 院長が望む人材 ………………………………………………… 9
　2. スタッフが希望する人材 ……………………………………… 10
　3. 患者さんが望むスタッフ像 …………………………………… 12

第2章　スタッフ採用のプロセスとノウハウ ……… 15
スタッフの構成 ……………………………………………………… 17
　1. 年齢は，何歳ぐらいがベスト？ ……………………………… 17
　2. 歯科助手と歯科衛生士の違いって何？ ……………………… 18
　3. 診療室アシスタントワークは何人必要か？ ………………… 20
　4. 受付業務の専任は必要か？ …………………………………… 21
　5. スタッフの負担を軽減する勤務体制とは？ ………………… 22
　6. パートタイマー採用のメリットとは？ ……………………… 23
スタッフの募集 ……………………………………………………… 24
　1. どのような勤務体制で募集するか？ ………………………… 24
　2. 募集の方法 ……………………………………………………… 25
　3. 求人票の書き方 ………………………………………………… 25
　4. 求人票で注目される項目 ……………………………………… 28
　5. 面接依頼の際にチェックするポイント ……………………… 29
　6. 面接の方法 ……………………………………………………… 30
　7. 採用のポイント ………………………………………………… 34
　8. 採用／不採用の通知 …………………………………………… 34
　9. 試用期間の設定について ……………………………………… 36

第3章　楽々スタッフ教育 ………………………………… 39
スタッフとしての心構えを持たせる …………………………… 41
　1. 清潔感とは？ …………………………………………………… 41
　2. スタッフ個人に清潔感を持たせるには？ …………………… 41
　3. 院内を清潔にしようとする気持ちを持たせるには？ ……… 47
医療人としての自覚を持たせる ………………………………… 47

1. 医療人としての自覚の維持 ……………………………… 48
　　　2. 患者さんへの心遣いのポイント ………………………… 49
　　　3. 秘密を厳守させるには …………………………………… 53
　　　4. 院内における公私混同をさせないためには …………… 54
　チームワーク ……………………………………………………… 58
　　　1. チームワークとは？ ……………………………………… 58
　　　2. チームワークを維持するにはどうすればいいか？ …… 59
　　　3. プロ意識を高めさせるにはどうすればいいか？ ……… 62

第4章　一に清潔，二に整頓──院内管理業務 … 65
　院内管理業務とは ………………………………………………… 67
　　A. 院内清掃 …………………………………………………… 67
　　　1. 院内清掃を徹底させるためにどうすればいいか ……… 67
　　　2. 毎日の清掃を徹底させるには？ ………………………… 68
　　　3. 1週間に1回（もしくは1カ月に1回）の清掃を
　　　　　定着させるには？ ……………………………………… 69
　　　4. 年末の大掃除をもっと綺麗にしてもらうには？ ……… 71
　　　5. 業者による清掃の依頼 …………………………………… 71
　　　6. 空き時間を利用した掃除の徹底 ………………………… 72
　　　7. 掃除徹底の最終手段！　こんな方法は？？？ ………… 75
　　B. 院内環境の整備 …………………………………………… 76
　　　1. 院内環境には何があるか？ ……………………………… 76
　　　2. 患者さんに印象深い院内環境とは？ …………………… 76
　院内管理業務を徹底させるポイント …………………………… 80
　　　1. 担当制にする ……………………………………………… 80
　　　2. どのような担当がありますか？ ………………………… 81

第5章　受付は医院の顔──受付業務 … 83
　　　1. 受付を雇い入れた─何から教えればいい？ …………… 85
　　　2. 窓口応対で心がけることは？ …………………………… 87
　　　3. 患者教育とは？ …………………………………………… 88
　　　4. 患者さんにアポイントの時間を守らせるには？ ……… 89
　　　5. 患者教育を成功させるには？ …………………………… 92
　　　6. 保険証の重要性を認識させる …………………………… 94

7. なぜ患者さんは保険証を持ってこないのか？ ………… 94
　8. 保険証を提示させるにはどうすればいいか？ ………… 95
　9. 緊急患者の取り扱い方は？ ………………………… 97
　10. 患者さんの心に残る送付文書とは？ ………………… 98

第6章　診療室は大忙し──診療介助業務 ……… 105
　1. アシスト業務指導のポイントは？ …………………… 107
　2. 新人教育，どのように進めればいいの？ …………… 110
　3. 実技指導，どのように指導すればいいの？ ………… 111
　4. 患者の痛みを和らげられるアシストワークとは？ … 113
　5. 患者誘導で心がけることは？ ………………………… 115
　6. チェアーサイドにおける患者さんとの
　　　コミュニケーションを図るには？ ………………… 116

第7章　上手な叱り方と下手な誉め方 …………… 121
自己啓発 ……………………………………………… 123
　1. 「自己啓発」の意識を持たせるには？ ……………… 123
叱る …………………………………………………… 125
　1. スタッフを上手に叱りたいのだがどうすればいい？ … 125
　2. スタッフを叱るとすぐにすねる。どうすれば
　　　いいのか？ …………………………………………… 127
　3. 叱った後がなんとなく気まずい。どう対処
　　　すればいいか？ ……………………………………… 128
　4. 女性スタッフを叱るときの注意点は？ ……………… 129
誉める ………………………………………………… 130
　1. 誉めてるつもりだが効果がない。どうすれば
　　　いいのか？ …………………………………………… 130
　2. 誉められて嬉しいのはどんなとき？ ………………… 130
　3. 他のスタッフの手前，なかなか誉めることが
　　　できない。どのように誉めればいいか ……………… 131
評価する ……………………………………………… 131
　1. 「見える評価」とは何？ …………………………… 132
　2. 「見える評価」の表し方は？ ……………………… 133
　3. 「見えない評価」とは何？ ………………………… 134

第8章　優れた指導者！ いるといないでは大違い …… 137
1. どうすればいい指導者を育てることができるか ………… 139
2. 新人指導，院長の携わり方は？ ……………………………… 140
3. 指導を進めやすくするためには？ …………………………… 143
4. 年上の後輩を育てるにはどうすればいいか？ ……………… 145

第9章　歯科医院は院長とスタッフの二人三脚 …… 147
1. スタッフが思うように動いてくれない，どうして？ ……… 149
2. コミュニケーションのとり方の失敗例 ……………………… 150
3. どうすれば失敗しないのか？ ………………………………… 152
4. 今すぐできるスタッフへの気配りとは？ …………………… 156

第10章　エッ！ 院長夫人もスタッフなの？ …… 159
1. 院長夫人の診療関与パターンとは？ ………………………… 161
2. スタッフとどのように接すればうまくいくか？ …………… 162
3. 診療室で院長と院長夫人が一緒に働く時の注意点は？ …… 166
4. 良き院長夫人になるために …………………………………… 166

第11章　こうして患者さんはリピーターとなる …… 169
1. 院内におけるリピート率は？ ………………………………… 171
2. 患者さんの期待と満足度の関係は？ ………………………… 171
3. 患者満足度を高めるためのサービス ………………………… 172

第12章　一身上の都合により…… …… 179
1. スタッフより退職の意を受けた。どう対処
   すればいいか？ ………………………………………………… 181
2. 退職までにすべきことは？ …………………………………… 182
3. 「芋づる退職」って何？ ……………………………………… 183
4. 「芋づる退職」はなぜ起こるの？ …………………………… 184
5. スタッフが全員一度に辞めたいと申し出てきた。
   どうすればいいか？ …………………………………………… 186
6. 「全員退職」もしくは「芋づる退職」で困らないために …… 188
7. 「全員退職」後に採用されたスタッフに対して …………… 189

まえがき

　患者さんに望まれる歯科医院，患者さんが足を運びたくなる歯科医院，私たちが求めてきた歯科医院は「患者さんのため」であることがモットーである。しかし，患者さんの望む歯科医院を考えたとき，そこにはスタッフの協力なしには得られない現実がある。実際，そこで一体どれだけのスタッフが患者さんの事を真に考えることができているであろうか。また，考えられる状況にあるのだろうか。

　私たちはいろいろな歯科医院で勤務し，またいろいろな歯科医院に足を運んできた。診療所に一歩足を踏み入れると，院長とスタッフのコミュニケーションの取れている歯科医院と取れていない歯科医院が一目でわかる。

　良いコミュニケーションの取れている歯科医院は院長の満足な顔やスタッフの笑顔に現れている。一方，院長とスタッフのコミュニケーションがうまく取れていない歯科医院においては，診療室に活気がなく診療室もかなり乱雑である。

　はたして，このような歯科医院に患者さんは足を運びたいと思うであろうか。いや，わざわざそんな歯科医院を選ぶはずがない。

　毎日目の前の診療業務に追われ，疲れ，そして努力に見合う評価を得ることができないスタッフ。本当のスタッフの不満は何なのか，またそれをどう解消していくべきなのか，解決すべき問題はたくさんある。そのような彼女たちの心に募る不満を解消することによって，最終的には患者さんに対する思いやりの気持ちを引き出すことにつながっていって欲しいと願い，本書がわずかでもご参考になればこれに勝る喜びはありません。

　私たちの思いを理解し，このような機会を与えてくださった株式会社わかば出版の百瀬社長をはじめ皆々様に感謝いたします。

岩崎小百合
沢口由美子

第 1 章

求人を考える時

医院のスタッフに欠員がでたときに、その補充、あるいは増員の必要が起きる場合があります。新しくスタッフを採用することから考えてみましょう。欠員補充などの場合は、急を要するためについつい焦って採用してしまいがちです。しかし、医院のシステム、チームのバランスなどいろいろな面から考えて、できるだけ今のスタッフの構成の中に見合う人材で、なおかつこの仕事に向いている人材を採用するよう心がけるべきでしょう。

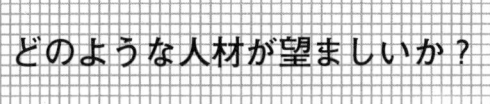

今スタッフを雇用する前に、どのような人材が必要なのか考えてみましょう。

1. 院長が望む人材

①明るい人

いつも明るくはきはきとした人と一緒に仕事をしたいと思いませんか？ 毎朝彼女の顔を見るとこちらまで気分が明るくなる。なんだか楽しい気分にさせられる。また、同じように患者さんにもいつもはきはきと話しかけ、患者さんの人気者である。このように、第一印象での「明るい」イメージは採用時の大きなポイントとなるでしょう。

②できれば若い人

多くの歯科医院の先生方は口を揃えて「若い子」と言われていました。現在の正社員の募集年齢の上限は25歳とか30歳までというのが多く、まだまだ「若い子」が重視されているのかと感じます。が、そうでなく、この年齢の上限も、単純に「若さ」を追求しているのではなく、

経営者としては「長く勤められる人材」を希望しているわけです。しかし，最近では若いから長く勤めてくれるかといえばそうでもなく，一方では，結婚，出産の枠にとらわれず長く仕事を続ける人も出てきたわけで，そろそろ上限年齢を上げてもいいのではないでしょうか？

③できるだけ経験者

経験者であれば速実践，次の日からでも自分の手となり足となって働いてくれる，と思い込みすぎていませんか？　確かに歯科の基本的な知識，技術は備わっているでしょうが，すぐに「先生の思うよう」に動いてくれるわけではありません。また，仕事の内容に食い違いも出ることもあります。期待が大きすぎると後で思わぬトラブルを招きかねません。どれだけ仕事ができる人材でも必要なのは，コミュニケーションです。教えなくても大丈夫，言わなくてもわかるだろう，と思っているとついつい会話も少なくなり，コミュニケーションの機会も少なくなります。経験者は「頼りにされている」と感じる反面，かまってもらえない寂しさも感じています。そこで，経験者も新しい人材であることを忘れずに，できるだけ会話を持つように心がけて欲しいものです。

しかし，経験者ということにこだわるだけでなく，未経験者もまた違ったいい面を持っています。一番患者さんに近い立場であるために，患者さんの気持ちを一番理解し，患者さんの気持ちになって考えることができます。また，そのことが今いるスタッフに対し，いい刺激を与えることにもなるのです。

2. スタッフが希望する人材

では，反対に今働いているスタッフは，どのような人を迎え入れることを望んでいるのでしょうか？

①自分より年下の人

以前，勤めていた歯科医院においてスタッフが体調不良のため急に退職を申し出てきました。彼女は一番新米でありながら，年齢は一番上でした。しかし，年下である先輩を上手にたてて，みんなと仲良くやってくれていたのですが突然退職の意を告げられて大変驚きました。結局，体調の不調ということで体を治すことを第一に考え退職していきました。彼女が退職した後，先輩である年下のスタッフの本音を聞くと，年上の新人に仕事を教えるには少し積極性に欠ける部分があったようで，「あれやって」「これもお願い」とはなかなか言いにくく，見た目では普通に感じる人間関係の中にも「遠慮」や「変な気遣い」が邪魔をして，仕事に支障をきたしていることも多くあったようでした。

　このように，スタッフの立場から考えると，自分より若い子を採用してもらうほうがやりやすく，命令系統がうまく繋がり仕事がすすめやすいようでした。しかし，最近ではそういうわけにもいかず，年上の方が入ってこられるケースが増えてきました。このような時は，お互いがお互いのいいところを認め合い，前向きに仕事に打ち込んで欲しいと思います。

②自分より歯科スタッフ経験の浅い人

　残念ながら，医院のことより自分のことを優先しがちなスタッフがいることも事実です。医院内の仕事の円滑化よりも，自分より仕事のできる人が入って自分の仕事に対する評価が落ちるのでは…と考えがちです。しかし，間違ってはいけないのは，ここは医療の場でありスタッフ同士が張り合う場ではないわけです。お互いの知っていること，知らないことを教えあい，患者さんに対しより良い治療，よりよい応対ができるようにして欲しいと思います。

③意欲的な人

　これから，仕事を教えていく以上，仕事をきちんと覚えてもらわないと困ります。新人が仕事を覚えるまではそのしわ寄せが，他のス

タッフに返ってきます。先輩となったスタッフはせっせと仕事を教えます。しかしそこで，その新人スタッフがこの仕事を意欲的に選んだのか，それとも何んとなくやってみたい，と思ったのかではやる気が全然違います。

いくらこの仕事が初めての人でも不器用な人であっても，どれくらい意欲的にこの仕事を選んだのかで仕事を覚えるスピードは違ってきます。

3. 患者さんが望むスタッフ像

では次に，患者さんが望むスタッフ像を考えてみましょう。歯科医院のイメージはスタッフの応対でその大半が決まります。優しく接してくれるスタッフ，よく話を聞いてくれるスタッフ，などそのイメージがそのまま医院に反映します。

ですから，スタッフの応対＝医院イメージ，といっても過言ではなく，そのように患者さんの求めるスタッフ像を考えた上での人材選択は大切となってくるでしょう。

①患者さんへの言葉を，一言付け足すことのできるスタッフ

「行ってみたくなる歯科医院」ではなく，患者さんが「継続して通院したくなる歯科医院」とはどのような歯科医院でしょうか？

それは患者さんが，「不満を感じなかった」か「満足できた」かのどちらかでしょう。

この場合，「不満が無かった」だけならば，今後またこの歯科医院を選ぶとは言い切れませんが，「満足できた」場合は，また何かあったときにはきっとこの歯科医院を訪れるでしょう。初診時，患者さんは恐る恐る歯科医院のドアを開け来院します。「どのような先生だろう」「痛くないだろうか」などとさまざまな不安を抱きながら来院し，受付で「痛いんですけど」と伝える。すると，「お痛みがありますか？　それは大変ですね。お待ちいただけるようでしたら，予約の間にお入れ

いたしますがいかがでしょうか？」と，迷惑がらずに笑顔で接してくれる。その応対に，患者さんは今までの不安がなにかしら自然と消え，気持ちがリラックスしてくる。このように，きちんとしたスタッフの応対は患者さんを心地よくさせるだけでなく，そのように教育された院長に対し信頼感を持つようになる。このようにスタッフの評価は，それを管理する院長への評価として患者さんは感じとるのである。

　スタッフをこんなに上手に教育されるような先生であるのなら，さぞかし素晴らしい先生なのだろう。患者さんはそう思うのである。また反対に「予約されてます？　うちは予約制なんですけど」と厳しい口調で話すようなな受付であるならば，患者さんは「こんなスタッフの教育しかできないような院長では」と会いもしないうちから信用を失うことになる。スタッフがきちんとした応対をすることの意味は，直接的でなく間接的にも院長のイメージアップにつながるのである。

②患者さんの満足感を付け足すことのできるスタッフ

　さて患者さんが「この歯医者に決めた！」と思う歯科医院とはどのような歯科医院でしょうか？　時間に追われる患者さんは時間を重視します。また，技術を問われる患者さんは技術を重視します。このように，納得して来院してはいるものの，近くに新しい歯科医院ができるとついつい「今よりもいい診療が受けられるのでは」と期待して足を運びたくなってしまう。このように「浮気心」もたれてしまうようでは，まだまだ歯科医院側が，患者さんの心をきちんと捕らえていない証拠でしょう。確かに患者さんは新しいものには惹かれます。「今よりいい治療が受けられるのでは」，また「今よりよいサービスがを受けられるのでは」と，期待は大きく膨らんでいきます。しかし，歯科医療の場合は風邪をひいて内科に来院するのとは違い，治療の痕跡が口腔内にしっかりと残ります。患者さんはいったん浮気をして新しい歯科医院で治療を受けてしまうと，他院を来院したことが明らかになってしまうわけです。ですから，いったん浮気をしてから，またもう一度前

の歯科医院に戻るというのは，何もかも知られているわけで大変心苦しいものなのです。

「今の医院にはもう戻れない，新しい歯科医院に期待しよう」。転院する患者さんにはある程度そのような覚悟があって転院されています。

そこまでして他院を訪れるということは，少なくともその患者さんは今の歯科医院に満足感を得ることができてない，ということでしょう。技術的な満足度，時間に対する満足度，金銭的な満足度，恐怖心に対する満足度，などあらゆる満足度を完璧にすることはできませんが，その物足りなさを補うことができるのは，やはりスタッフの力ではないかと思うのです。例えば長い待ち時間が少しでも短く感じるような言葉かけ。

例えば高い治療費。安く感じる説明の仕方。このように，忙しい院長に代わって，その言葉をひとつふたつ追加するだけで，患者さんの満たされなかった気持ちを埋めることができるのです。

このように，スタッフは患者さんの不満を取り除くことはできなくても，それを「感じさせない」ようにすることによって患者さんに満足感をあたえることという点で，重要な役割を果たしているといえるでしょう。

第2章
スタッフ採用のプロセスとノウハウ

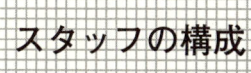

スタッフの構成

スタッフの年齢は何歳ぐらいまでがいいのだろうか？ 経験者の方がいいのだろうか？

正規職員？ それともパートタイマー？？ 募集をする前に，そのことを決定しておきましょう。

1. 年齢は，何歳ぐらいがベスト？

スタッフの募集年齢は，求人票に記入するために必要なので，あらかじめ決めておかなくてはいけない。

本当は年齢に関係なく出会ってみてから決めたいものだと思う。30歳と言っても30歳には見えない人もいる。年齢に関係なく器用な人もいれば，事務能力に優れた受付向きの人もいる。このように，今欲しい職種，今いるスタッフとのバランス，仕事の適応性などを考えたうえで何歳から何歳までと募集年齢を決定していきましょう。

例えば，歯科助手は18歳から30歳まで。受付は18歳から40歳まで。歯科衛生士は20歳から40歳まで，とおおまかに決めておくようにします。

ただそこで，求人者にとって「年齢」とはおおまかに考えたものであって，多少上であったり下であってもいいと思っているが，求職者にとって「年齢」の欄は意外にも重要な意味をもっている。その年齢に達していない，もしくはオーバーしていると「無理」であると判断し敬遠してしまったりする。そう考えると，たった1歳の年齢差を理由に，いい人材を逃してしまっているかもしれないわけである。年齢には少し余裕を持たせて求人票に記入してみてはどうでしょうか。

2. 歯科助手と歯科衛生士の違いって何？

　一般の歯科医院において働く職種として，歯科衛生士と歯科助手（歯科受付）があります。
　しかし，この両者は資格としての業務内容が異なっているのにもかかわらず，実際には診療室においてはほとんど同じ業務をさせており，おのおのの職種をうまく使いこなせていないのが現実でしょう。
　そのため，仕事の内容がほとんど同じであるのに，資格の差だけで給料の差があったり，せっかく資格を取ったのにそれが生かせないなど，同じ職場で歯科衛生士と歯科助手の間にこのようなトラブルがよく起こります。
　このようなトラブルを招いているのは医院側が歯科助手，歯科衛生士の業務分担をきちんと正確に行っていないのが原因といえます。歯科衛生士が歯科衛生士として使いこなせていない。「予防業務」を中心とした業務のできない歯科衛生士がまだまだ現場にはたくさんいます。しかしそれは「できない」のではなく「させてもらえない」のが現状でもあるのです。ぜひ歯科衛生士にきちんと予防業務を指示し，本来の「歯科衛生士」として育て上げて欲しいと願います。
　こうして，歯科助手，歯科衛生士の業務の分担がなされていれば，給料の差によるトラブルも起こってくることはありません。このような問題を「あたりまえ」のことと済ませてしまわずに，歯科助手と歯科衛生士が共に同じ職場で働く以上，お互いが気持ちよく働いてもらえるように配慮してほしいものです。

第2章　スタッフ採用のプロセスとノウハウ

＜歯科衛生士および歯科助手の仕事の合法性の行為別一覧表＞

行為の区分	DH	DA
患者の受付をする	○	○
診療申し込みの整理をする	○	○
診療録に氏名住所などを記入する	○	○
診療録に処置内容などを歯科医師の口述によって記入する	○	△
患者の主訴を聞く	△	×
患者を誘導して治療台にかけさせる	○	○
診療機器の手入れをする	○	○
診療の機器，器材を整える	○	○
器具や材料の消毒，滅菌を行う	○	△
ラバーダムを装着したり，撤去したりする	○	×
軟化象牙質を取り除く	×	×
窩洞形成をする	×	×
窩洞内に薬物を貼布する	○	×
仮封をし，また除去をする	○	×
裏装をする	△	×
アマルガム，セメントを練和する	○	○
印象材を練和する	○	○
トレーに盛る	○	○
マトリックスを装着し，撤去する	○	×
窩洞内に充填を填塞する	○	×
充填物の研磨をする	○	×
インレーの蝋型をつくる	×	×
ワックスパターンを埋没する	○	△
インレー，冠を装着する	×	×
感染根管の治療をする	×	×
抜髄をする	×	×
根管充填をする	×	×
局所麻酔薬の歯内注射をする	×	×
切開をする	×	×
脱落期の乳歯を除去する	×	×
術後の洗浄をする	○ or ×	×
歯石除去をする（歯冠部のみ）	○	×
歯周疾患の時の除石	○ or ×	×
スナップ印象を取る	△	△
補綴調整のための印象をとる	△	△
矯正装置を撤去したり結さつしたりする	△	×
X線撮影のために装置を準備する	○	○
口腔内にフィルムを固定する（させる）	○	×
X撮影をする	×	×
刷掃指導をする	○	△
弗化物を塗る	○	×
シアノアクリレートの填塞	○	×

(注) 1. "診療の補助"の範囲と思われるものには，歯科助手の仕事としては×
　　2. "診療の介助"の範囲と思われるものは，歯科助手および歯科衛生士に○
　　3. 診療行為と思われるものには双方に×
　　4. △が付いてあるものには，合法的ではあるが，具体的には少々注意を必要とするものと考えられる
（日本歯科医師会発行（47年2月）「歯科医師および歯科医療従事者に関する法的業務範囲」より引用）
　ここで注意しなければいけないのは，診療の補助，診療の介助といっても，すべて歯科医師の指示によることが必要であって，それなしに単独でそれらの行為が認められているわけではないことである。またこれらのことは，歯科診療補助者としての歯科衛生士と，歯科助手のチームにおける優劣を示すものではなく，法に基づくその仕事の範囲を示したものである。

診療のアシスタントワークにおいて歯科助手,歯科衛生士の大きな違いは,

> 歯科助手: 歯科診療の介助-患者誘導,器材器具の準備,直接施術を行わない「手助け」の業務
> 歯科衛生士:歯科診療の補助-直接患者を施術するという診療行為に踏み込んだ補助業務
> (しかし,これは歯科医師の直接の指導のもとに行われるもの)

というものであるが,それ以外に歯科助手には「してはいけない」領域があることを理解していただき,そのうえで歯科助手を教育し,「歯科助手のプロ」として育て上げて欲しいと思います。

3. 診療室アシストワークは何人必要か?

まず,歯科スタッフを採用したとき主なワークとなるのがチェアーサイドワークです。
　そのチェアーサイドワークつまり,診療の介助を行う人員数は揃っているでしょうか?
　スタッフの手が足りなくて,院長の目にみえないところでスタッフに大きな負担がかかっていることがよくあります。また,十分な人数は揃っているのに,業務の効率が悪くスタッフの手が余ってしまっていることもあります。アシスタントワークには,チェアーサイドだけでなく消毒作業,技工作業,器具の管理作業など多くの業務があります。現場において,そのような業務がうまくこなせるような人員数を考えましょう。
　例えば,患者さんの集中する時間帯は医院によって大体決まっており,この時間帯だけスタッフのオーバーワークが目立つことがあります。また反対に,診療介助を行うスタッフばかりが揃っていて,現実にスタッフの手が余っているのに院長だけがバタバタと業務を行って

いるといった状況が起こっています。

　実際の診療の場において，人員に不足が生じているのか，または過剰になっているのかをスタッフの意見も聞きながらきちんと見極めてみましょう。

4. 受付業務の専任は必要か？

①受付を兼任でおくことのメリットは

　受付と診療室におけるアシスタントワークを兼任で行わせることは，大変効率的で最小限の人数での業務が可能になります。また，受付と診療介助の両方ができるように教育しておけば，いざ誰かが休むといったときにすぐに他のスタッフが対応できるというメリットがあります。受付での患者さんの情報を得ると同時に，診療室内でも患者さんの情報を知りえることができるので，統一された患者さんの情報を誰もが同じ状態で得ることができることになります。

②受付を専任でおくことのメリットは

　受付を専任でおくことは「患者さんへの心配り」の徹底にあります。専任でおかなくても十分業務は行えるかもしれません。しかし，患者さんが受付に用事があればベルで鳴らす，または声を張り上げて呼ぶのではなく，いつも受付に人が座っていて，ドアを開けるとにこやかに受け入れてくれる。また，患者さんが話しかけたいと思うときにはいつも受付でそれを優しく受けとめてくれる。このように，患者さんが少しでも心地よく来院できるためには，受付は専任であるほうが患者さんの安心度は高く望ましいといえます。

　また受付の者が統括して事務的なことを把握することができるので，対外的なミスは少ないというのも大きな利点といえるでしょう。

5. スタッフの負担を軽減する勤務体制とは？

時折診療室で働いているスタッフが「忙しい！　忙しい！」と，険しい顔をして仕事をしている姿を見受けます。なんとか目の前の患者さんをこなしていけてるように見えても，消毒室は荒れ放題，掃除が全然行き届いていなく診療室が大変汚くなっていることがよくあります。このような光景を目にすると，スタッフが少ないのか，それとも勤務時間が長すぎて疲れがたまってきてるのか，それだけではなく効率が悪いのかといろいろな原因が考えられるが，そのオーバーワークになっている部分を勤務体制を考え直すことで軽減する方法はないだろうかと考えてみます。

①忙しい時間帯を学生アルバイトで補う

夕方，土曜日，夏休み，など患者さんの集中する時間帯のみにアルバイトを雇い入れる。消毒コーナーを担当させるだけで十分助かります。夕方や忙しい時間帯だけ人員を1人増やすことで，ちょうど疲れもピークに達した時間帯で，患者数も増えると予想される時間帯だけ，増員という形をとることでスタッフの肉体的負担がかなり楽になるでしょう。

②歯科衛生士のパートタイマー（フリーランス）適用

歯科衛生士業務を院長がせっせと行っていたのではなかなか診療がすすみません。かといって歯科衛生士がいない，もしくは雇えないなどの理由があるときには歯科衛生士をパートタイマーで数日だけ雇い入れてみてはどうでしょうか？　歯石除去，もしくは実地指導の必要な患者を数日に集中し予約をとり，その時間帯にパートの歯科衛生士で補う。

そうすることで，院長も診療に専念でき歯科衛生士も歯科衛生士業務に専念することができます。

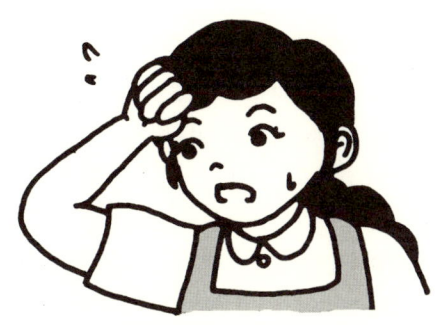

③2交代制，3交代制の適用

　勤務体制を2交代制や，3交代制をとりスタッフの時間的な負担を取り除く。

　2交代，3交代はシフトを組むまでが大変ですが，遅く出勤できたり早く帰れたりするので，スタッフの肉体的な負担が楽になります。

④週休2日制＋さらなる休日の適用

　勤務時間が長い場合，いくら週休2日でも勤務時間が大幅にオーバーワークになる場合があります。他の職種に比べて帰宅時間の遅い職業です。ですから週休2日制を超える休みも必要となる場合があります。午後に休まれると診療がすすまない場合も多いので，平日の午前半日の休日を追加してみてはどうでしょうか？　スタッフにとって平日の午前中の休日も結構有意義に使えるものです。

6. パートタイマー採用のメリットとは？

　パートタイマーというと，年齢が高く，子供がいたりでよく休む，言われたことしかやらない，やる気がない，などと思われがちですが必ずしもそうでもありません。

　私の歯科医院はその大半がパートで運営しています。普段家で子育

てをして社会復帰を夢見る若い主婦、または子育ての手が少し離れて時間を有効に使いたい主婦、など「やる気」はあるのだけれど、フルタイムでの勤務が難しい、または毎日勤務するのは困難な主婦はたくさんいます。勤務の時間帯を午前午後で区切るなどして、パートの時間を設定してみる。そうすることでパートさんの働きやすい環境を考えてみてはどうでしょうか？　このような配慮のもと、また現場復帰できたスタッフは気分の転換ができ、その心の余裕からお年寄りや子供をはじめたくさんの患者さんに優しく接してくれます。

　また他のパートの方が休みの時にはパート同士で交代するなど、仕事に穴をあけることは思いの外少なく、それどころか職員が休んだときの穴埋めにすぐ業務についてくれるので、大変助かります。また、掃除に対しては大変積極的で、時間の合間を見つけては院内の清掃に心がけてくれます。このように、パートの採用は正職員の仕事の負担を軽減してくれるとともに、大変効果的に働いてくれ、戦力として役立ちます。

スタッフの募集

欲しい人材のめどがつけば、今度は募集に入ります。
求職者にはいろいろなパターンがあります。

1. どのような勤務体制で募集するか

①安定した「正職員」
②他の仕事と掛け持ち可能、時間に縛られない「アルバイト」
③子育ての時間の合間の時間を活用した勤務日数少なめの「パート」

正職員の人が安定して業務についてくれれば、人事の管理もしやす

いし，またパートだと，誰かが急に休んだ場合もすぐに穴埋めに仕事に入ってくれたりするので安心であったりと，いろいろな利点欠点があります。それらを考慮し，どのような勤務体制でもって求人を出すのか決めます。

2. 募集の方法

①歯科衛生士―新卒の場合

・歯科衛生士専門学校に直接求人の申し込みをする。（秋から就職活動開始）
・直接近隣の歯科衛生士学校に電話で求人を申し込む。
・寮のある歯科衛生士専門学校なら，近隣でなくても意外に就職希望者はみつかるものです。

②歯科衛生士―経験者の場合

・職業安定所―常時求人が可能。
　　　直接，職業安定所に行って求人票に記入します。(無料)
・歯科衛生士求人業者に依頼―(有料)
　　　専門誌などから
・求人情報誌，新聞などに依頼(有料)

③歯科助手の場合

・職業安定所，求人雑誌，折込求人などにより募集。
・歯科助手学校に申し込み。

3. 求人票の書き方

一体求職者はどこにポイントを置き，求人票という1枚の紙切れから働きたい歯科医院を選ぶのか？　金銭的なものを重視するタイプな

求 人 票

求人先名	
求人先住所	
勤務地	

求人数	名	求人対象	

賃金	基本給		円
	（　　　）手当		円
	（　　　）手当		円
	（　　　）手当		円
	（　　　）手当		円
	（　　　）手当		円
	計（総支給額）		円

試用期間	あり（　ヶ月）・なし	

昇給	年　　回　（　　　）円程度	

賞与	年　　回・1回（　　）ヶ月分，	

社会保険加入	健保　・歯科医師国保
労働保険加入	労災　・　雇用　・

診療時間	時　　分　〜
	時　　分　〜
勤務時間	時　　分　〜
	時　　分　〜

休日	曜日	休憩	分

応募書類	履歴書　成績証明書

吹き出しコメント：
- 交通は便利か？家から近いかをcheck
- 基本給はボーナスに反映するか―一番のcheck項目
- 「常勤」の枠にこだわる人にとっては，期間が長いと尻ごみする
- 保険関係は「スタッフのことを考えていますよ」という気持ちの表れと感じています
- 今や最低でも週休2日

26

第2章　スタッフ採用のプロセスとノウハウ

年	月	日
代表者名		
Tel		
Tel		
新卒 ・ 経験者	年齢	才
地図		

> キャリアを認めてもらえるか
> 若さを重視するのか
> 先生の考え方をcheckしている

> 交通費上限は必ず
> checkしている

交通費	あり（　　　円まで）・ なし
退職金制度	あり（　　年以上）・ なし
初年度は（　）ヶ月分	
・　厚生　・　無	
無	
時　　分	
時　　分（　　曜日）	
時　　分	
時　　分（　　曜日）	
有給休暇	あり ・ なし
健康診断書　印鑑　その他（　　　）	

> ボーナスのポイント―
> 初年度いつからもらえるのか
> checkしている

> 少しでも早く終わる
> 求人票に人気が高い

> 何年目から，とハッキリ
> 書いてあげてね

27

のか，もしくは勤務時間を重視するタイプなのか，このように，個人によってさまざまではあるが，求職者の目が行きやすい項目をチェックしてみましょう。

4. 求人票で注目される項目

求職者がよく見る項目は次の4項目です。
①基本給（手取りより基本給）
②賞与（何カ月分か？　いつから出るのか？）
③休日（週休2日であることは基本）
④勤務時間（6時まで，の文字には惹かれる。とにかくできるだけ早く帰れること）

このように，求職者は他院，他職種との条件を比較し面接に行くかどうかを検討します。この際，給料を重視するタイプであるなら基本給を中心にチェックをするでしょうし，勤務時間を重視するのなら勤務時間を中心に職場を探すでしょう。

とにかく，求人票というものは必ず他の求人票と比較されています。求職者は書類の上の条件だけで，働きたい面接先を決定しなければならない。この際，求職者の気を惹きやすいのが「個性のある求人票」です。個性とは，医院のカラーが紙面上に現れている，この求人票を見ればどのような雰囲気の歯科医院であるのか見えてくるような求人票です。

つまり，求人票に書かれているコメントは重要です。「未経験者優遇」の文字や「アットホームな歯科医院です」，もしくは「親切に指導します」などの一言は，医院の雰囲気が伝わってくるようで大変心を惹かれるものです。

求人票を書く前に，是非他院，他職種の求人票と比較し，自院の求人票に少しオリジナリティーを持たせてみてはどうでしょうか？

5. 面接依頼の際にチェックするポイント

　求職者にも求職者としてのマナーがあるものですが，面接に来る前にすでにそのマナーに反するような行為を行っている場合があります。信頼できる人材を選択するにはこういった基本的なマナーを守れる人を選びましょう。

①必ず紹介所を通すこと

　求職者は，求人票を手にした時点で「紹介者」を介していることになります。

　雑誌のように自分で直接電話をするというパターンでない限り，「職業安定所」や「歯科衛生士専門学校」などの紹介があるわけで，その紹介を無視し求人票を見て直接電話をかけてくる場合は，明らかにルール違反です。

　例えばハローワークに求人を出しているのに，直接電話をかけてきて面接の予約を取る。一見「それくらいいいじゃないか？」と思われるかもしれないが，たかだか紹介所を通すくらいの手間暇を「めんどくさい」と感じたりするようでは，これから一緒に仕事をしていく上で不安でしょう。また，紹介所を通せない理由がある場合（条件から外れているなど）もあるので，きちんと紹介者をたてて正当なルートで求職してきた人を選ぶべきでしょう。

②面接依頼の電話応対をチェック

　面接依頼の電話などは，受けさせて欲しいという気持ち，自分をアピールするためにも，一番ていねいな話し方でかけてくるものであろうと思います。しかし，その「面接の申し込み」の電話の声が暗かったり，その応対が悪いようではもうこの時点で心配です。電話は面と向かっていないので原稿読みも可能なわけで，電話が苦手ならそれぐらいの準備をしてでもきちんとした電話の掛け方ができるはずです。こ

の電話応対時に，その人の意気込みをチェックすることも可能です。

6. 面接の方法

①いつ行うのか？

・随時―求職者と相談のうえ，面接日時を決定する。
・定時―面接日を決定し，その日にまとめて面接を行う。
　　　　日程を決めて行う場合は，採用希望の日から逆算して面接日を決めましょう。

②必要書類

・履歴書
・印鑑（必要に応じ）
・成績証明書
・卒業見込み証明書
・健康診断書　　　　　　など

　会社などの面接においては，上記のものを持参させることがよくありますが，歯科医院においては「履歴書」が一般的です。しかし，履歴書1枚から読み取れる情報もかなり隠れています。ただ，単純に履歴書で内容を見るだけでなく，文字のていねいさ，写真の有無，記入方法から，その人の性格を探ってみましょう。
　また，面接日までに作文を書かせるように指示し，当日持参させてものの考え方を知ろうとするのもひとつの方法である。

③面接の内容，流れ（例）

1.入室
2.履歴書の手渡し
3.質問開始

第2章　スタッフ採用のプロセスとノウハウ

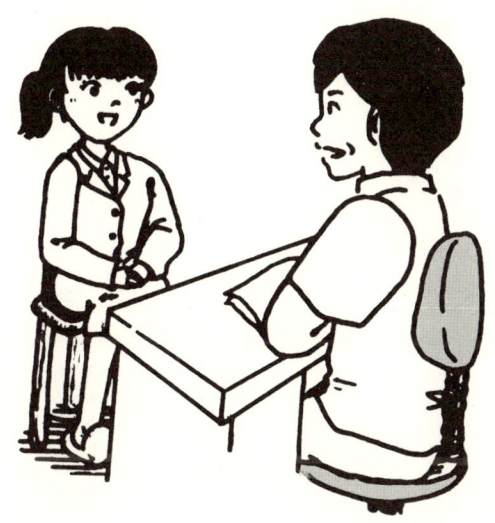

4. 自院の説明開始
5. 筆記試験
6. 退室

＜各場面のチェック項目＞

1)入室
・入室時のドアの開閉のチェック，医院に入室時の靴の並べ方，などのマナーチェック。
・ファーストインプレッション（表情）―自分をどれだけアピールする気持ちがあるか？
・服装，みだしなみ―服装への気遣いは，医院に対する気遣いである。
・瞬発発言力（第一声）―緊張度よりも，どれだけ前向きに話そうとしているのかがポイント。

2）履歴書の手渡し

- 手渡し方—院長の方に向きを合わせて手渡しているか。両手で手渡しているか。
  「お願いします」の一言を添えているか？
- 文字のていねいさ—上手下手でなくていねいさ。履歴書を大切に扱っているかどうか。
- 写真の有無—写真がきちんと貼られているか，またその貼り方はまっすぐでていねいか？
- 文章表現—この医院を選んだ理由，今後やりたい仕事内容は要チェック。

3）質問開始

－面接時の質問事項例－
- 1分間で自己紹介してください。
- あなたの長所と短所を教えてください。
- 特技を教えてください。
- 人と話すのは好きな方ですか。
- 健康に自信がありますか？
- あなたの親友の1人を，どのような人か語ってください。
- あなたは自分を動物に例えると何だと思いますか。
- 今まで一番嬉しかったことは何ですか。
- 今まで一番悔しかったことは何ですか？
- いままで興味をもってこなしてきた仕事はなんですか？

4）自院の説明

- どのような人材が欲しいのか，医院の方針について
- 自院における歯科助手，歯科衛生士の業務内容
- 雇用条件について詳しく説明
- 試用期間の有無，期間，給与体制

5)筆記試験

　語学の能力をみるための，国語，数学などの試験をされる歯科医院もありますが，歯科医院で行う筆記試験のほとんどが一般常識を問うものと作文が多いでしょう。

　また，試験ではありませんが「性格検査」を行うところもあります。この場合の筆記試験は，求職者のものの考え方や性格などを見ることで，採用した後これからどのように付き合っていけばいいのか，参考としてものの考えかた，価値観を知るために行うのであって，決して採用の可否を決定するものではないでしょう。

6)退室

　面接が終わった後の表情をチェックしましょう。

　緊張のほぐれたときの顔は一番リラックスし，素敵な笑顔が向けられることでしょう。

　面接終了時は，面接中なかなか出せなかった表情を見ることができます。その表情をよく見ておきましょう。

※面接後(時)院内見学

　面接時に院内業務について一生懸命説明をしたところで「百聞は一見にしかず」。時間をかけて説明するより医院内見学をしてもらった方が，業務や院内の雰囲気を理解してもらいやすいものです。そこで，面接時に院内を見学してもらう医院が多いのですが，その時にぜひ，ユニフォームの着用をおすすめします。ユニフォームを着用することで，より現実に近い状況がシミュレーションされるので，「やってみたい」もしくは「私には合わない」と求職者の方の意見がはっきりしやすいようです。「見学」とはいえ客観的に見学するのではなくスタッフの一員としての立場で見学することに求職者のやる気を引き出すひとつの手段ともいえるでしょう。

7. 採用のポイント

　何度か面接を行い慣れた先生は，人材を見抜くのに決めているポイントがあるようです。それがどのようなことなのか。先輩ドクターの意見を参考にしてみましょう。

- 第一印象，気持ちのよい挨拶のできる人
- ドアの開け閉め時の音(気をつけているかどうか？)
- 履歴書の写真の貼り方(歪むことなく，きちんと貼られているかでていねいさをみる)
- 面接後すぐにユニフォームに着替えてもらい，院内を見学してやる気を確かめる。
- 雇用条件ではなく，仕事の内容について質問してくるような人。
- 最後まで目をきちんと見れる人。
- 「やる気はありますか？」と問い「はい！」と堂々と答えた人。

8. 採用／不採用の通知

①採用通知の期日

　面接が終了する時に「○○日後に合否を連絡いたします」と合否の発送がいつになるのか，きちんと告げてあげましょう。求職者にとっては一日一日が大切です。この医院が駄目なら他院を受ける準備をしているかもしれません。むやみに待たせるようなことはしないようにしましょう。したがって，遅くても1週間以内に通知してあげるようにしましょう。

②採用通知の方法

　採用の合否をどのように知らせるのかを伝えておきましょう。例え

ば，郵便で知らせるのか，電話で知らせるのか。

「合否については，5日以内に郵送にてお知らせします」などと，面接の最後にきちんと伝えておきましょう。不合格の場合は履歴書を本人に返してあげなくてはいけません。不採用通知書と一緒に郵送する方法が便利でしょう。

③採用，不採用通知書

＜採用通知書(例)＞

〇〇　〇〇　様
　　　　　東京都〇〇区〇〇町＊－＊－＊
　　　　　　〇〇〇〇歯科医院
　　　　　　院長　　〇〇　〇〇

　　　　　　　　採用通知書

拝啓　　ますますご健勝のこととお喜び申し上げます。
　さて，このたびは，当院の職員採用試験を受験いただきありがとうございました。
　慎重に選考いたしました結果，あなたを採用と決定いたしましたのでお知らせいたします。
　つきましては，一度御来院いただきたく御連絡お待ち申し上げます。
　まずは，採用決定の御通知まで。　　　　　　　　　敬具

　　　　　担当　院長　〇〇　〇〇
　　　　　　　電話（＊＊＊＊－＊＊＊＊）

<不採用通知書(例)>

> 不採用通知書
>
> ○○　○○　様
>
> 　　　　　　　　東京都○○区○○町＊－＊－＊
> 　　　　　　　　○○○○歯科医院
> 　　　　　　　　院長　　○○　○○
>
> 　　　　　　選考結果のご通知
>
> 　拝啓　このたびは，当院の職員採用試験を受験いただきありがとうございました。
> 　色々な角度から慎重に選考を重ねました結果，誠に残念ながら貴意に反する結果となりました。
> 　せっかくのご志望ではございましたが，あしからずご了承のほどお願い申し上げます。
> 　尚，履歴書など提出書類をお返ししますので，御査収ください。
> 　まずは，御通知まで。　　　　　　　　　　　　　　敬具

9. 試用期間の設定について

　試用期間とは，医院側がその人を試すというのでなく，その人が本当にこの仕事に向いているのかの適正をみる，そしてやる気を問うのに必要な期間です。また，同じように本人にも「やっていけそうかどうか」を問うための期間でもあるわけです。
　試用期間とはそういうものであり，それをきちんと伝え試用期間終

了時にはお互いの話し合いの上で正式採用を決定しましょう。

①試用期間の設定

まず試用期間の有無については，求人票の段階できちんと書いておきましょう。そして，面接の時にその期間，その間の給与体制など詳細について話しておきましょう。

そして，試用期間が終わればお互いが適正を確認し，期間終了後には話し合いの上，正式に雇い入れるかどうかを決定することを話しておきましょう。

試用期間は，長すぎると反対にやる気を損ないます。1～3ヶ月程度までにおさえましょう。

②試用期間中の給与，休暇，勤務時間

＜給与＞

試用期間中の給与については医院ごとで取り決めておきましょう。

例えば，月給制であるのか，または時間給制であるのか，きちんと決めておきましょう。

ただし，時間給制にすると思わぬ高給になってしまう場合もあり，他のスタッフからの不満が出る可能性があるので気をつけましょう。

＜休暇＞

試用期間中に特別に休暇を許したりする必要はないでしょう。試用期間では仕事に対する意欲をみるわけですから，仕事を休みたいとか，遅刻，早退などは，その意識の欠如としてみなしていいでしょう。

＜勤務時間＞

勤務時間は基本的に採用時と同じにすべきです。採用時と同じ条件のもとで働かなければ，肉体的にやっていけるのかどうかがわかりません。できるだけ，採用されたときと同じ条件下で勤務することが必要となります。

③試用期間中のプログラム

　業務の内容はどの程度にするのか，リーダーとなるスタッフと相談しましょう。

　また，試用期間中に感想文，もしくはテーマを見つけてレポートを提出させるのも，意欲的に仕事に向かう気持ちをみるのにはいい方法となるでしょう。

④試用期間終了時の通知

　試用期間が終了したら，その結果を伝えましょう。

　期間終了後に，再度面接形式をとり，この仕事に対する意欲を問いましょう。

　そしてその結果，採用ということであるならば，新たな気持ちでスタッフ全員の前で紹介しましょう。ここからが本当の意味での彼女のスタートとなるわけなのですから。

第3章
楽々スタッフ教育

さて，スタッフの一員として雇い入れた新人スタッフ。スタッフとしての心構え，医療人としての心構えをこれから少しずつ指導していきます。しかし，後になればなるほど言いにくくなるのが「心構え」。

できるだけ早い時期にスタッフの心に浸透させておく必要があるでしょう。また，新しい人の採用を機会に，今までのスタッフにも初心に戻るいいチャンスです。

スタッフとしての心構えを持たせる

1. 清潔感とは？

医療において大切なのは，一般的な綺麗さではなく「清潔さ」です。美しさでなく，「清潔感のある綺麗さ」を重視しなければいけません。しかし，ついつい勘違いしているスタッフがあります。白衣に黒タイツ？？　よれよれのカーディガン？　シミだらけのユニフォーム？　これでは，患者さんがスタッフを見たとき，決して「清潔」には感じません。そうではなく，清潔感を自覚させ，理論的に清潔であることの意義を話していかなければならないでしょう。

医院において必要な清潔感とは，①スタッフ個人の清潔さ，②医院内の清潔さの2つにわけられます。

2. スタッフ個人に清潔感を持たせるには？

①ユニフォーム

第一印象で一番に目につくのは服装です。最近歯科医院の服装もかなり多様化してきました。機能性を求めるために，スカートからパン

ツルックに，またトレーナーやポロシャツで診療を行う歯科医院もあります。そこで，何を不潔と感じ何も清潔と感じるのか考えてみましょう。

まずは，診療室内を見渡したときに，ユニフォームの色や形がばらばらであることは患者さんの目に乱雑に映ります。職種ごとにユニフォームが分かれている程度ならいいのですが，形も色もばらばらでは綺麗には見えません。ユニフォームとはまさしく，"uniform（揃いの）"であり，形，色を整えることで大変綺麗に見えます。

次に，見た目に「不潔」に感じるのは，ユニフォームの汚れです。ユニフォームは診療の際毎日着用する，いわば「消耗品」です。ある一定時期がきたら買い換えも必要です。

また，診療の場において，薬品の使用，消毒ワーク時に汚れが付着します。しかし，残念ながら自分のユニフォームが「汚い」と感じなが

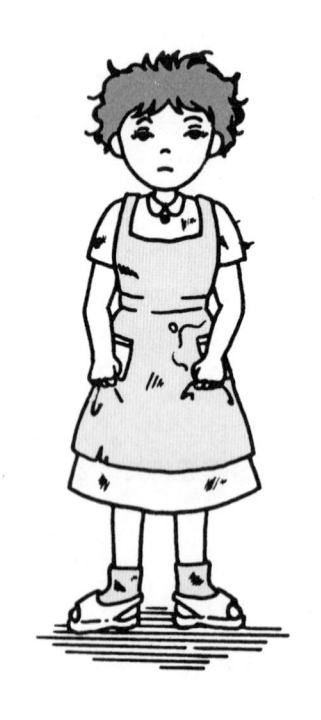

ら過ごしている人はあまりおらず，ほとんどの人が，その汚さに慣れてしまっています。しかし，患者さんが医院を訪れ，スタッフのユニフォームが汚れているのを見て「仕方ないわね」などと，納得してくれるわけはありません。自分の身の回りを清潔にできない人に医院内の清潔さが保てるわけがない，このように患者さんは医院全体の清潔観念に疑問を持つでしょう。

　自分のユニフォームが汚れていたり，破れたりほつれたりすることがないように，管理させるように指導していかなければなりません。

　そこで，

　スタッフに清潔感について話す前に，院長先生が自分のユニフォームを綺麗にしておきましょう。「院長だってかなり汚れてるじゃない」と思わせてしまっては，スタッフは院長の言葉に耳を傾けないでしょう。まず，院長ご自身のユニフォームを綺麗にしてください。そして，スタッフには，「汚れているよ。洗ってきなさい」と言うのではなく，「汚れているから，一度クリーニングに出してみようか」と声掛けをしてみることがポイントです。

　院長に汚れを指摘され恥ずかしく感じると一度綺麗に洗ってみようと思うでしょう。またそう感じない場合でも，クリーニングされたユニフォームを身に付けることで，初めて今までのユニフォームがあまりにも汚かったことを知ります。このように，綺麗さを自覚させることで，汚れに対し敏感にさせるのも方法です。医療人である前に女性であるわけで，やはり綺麗な服装を心がけて欲しいものです。

②靴下

　また，最近気になるのが足元です。昔は「白いストッキング」だったのが，今では「黒いタイツ」を目にすることが増えました。また，ルーズソックスや奇抜な色のソックスなど，個性豊かになってきました。しかし，制服に個性はいりません。

　例えばスチュワーデスのユニフォームに個性はありません。だからこそ美しいのです。

制服は個性を強調するためのものではなく，みんなが同じである，同じ考えで同じ行動をしています，というチーム意識の表れでもあるのです。

　さらに，医療人である私たちはその中で「清潔感」を出していかなくてはならないわけです。清潔感の基本は「白」です。できるだけ白に近い色で清潔感を出しましょう。また，院内のスタッフがバラバラの靴下を履いているのも乱雑に感じさせます。色の統一，形の統一，をすることで，患者さんの目にも綺麗に映るのです。

　そこで，

　スタッフに靴下の色や形を統一したいと思うのなら，「靴下は白っぽいのを履いてくるように」と指導するのではなく，見本となる靴下を一足ずつ購入し，「このようなタイプの靴下を着用してください」と具体的に話しましょう。

　誰もが持つ感覚には違いがあります。「このような」と口でいうのではなく，目で見せてきちんと示さなければ，なかなか靴下といえど色や形の統一化は図りにくいでしょう。

③ナースシューズ

　ナースシューズは足元の美しさに欠かせません。白であるはずのナースシューズがグレーになっていたり，黒ずんでいるようなことはありませんか？　いくらユニフォームが綺麗でも，足元が汚いようでは，よけいに足元の不潔感を強調してしまいます。

　しかしながら院内において，ナースシューズを洗う習慣が身に着いていないのはなぜでしょう。今や小学生でも1週間に一度，上靴を持ち帰り洗っています。それなのに，医療の場でナースシューズを洗う習慣がないのも本当はおかしなことなのです。

　そこで，

　休診日の前日を利用して，ナースシューズを洗い干して帰ってみてはどうでしょうか？　足元の汚れ，患者さんに見えないと思っていると大間違いです。患者さんはよく見ています。

④爪

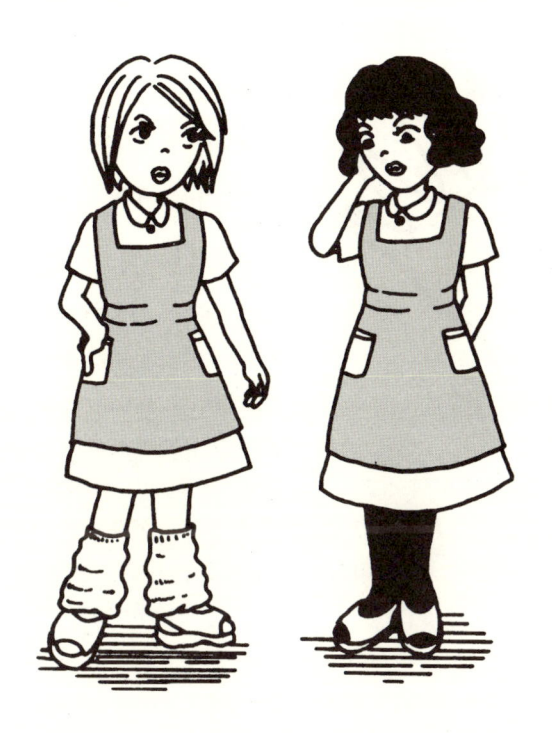

　以前，歯科衛生士の専門学校に勤務していた時に学生から「どうして爪を伸ばしちゃいけないんですか？　なぜ，マニキュアが駄目なんですか？」と真顔で質問されたことがあります。

　普通に考えれば「あたりまえじゃないか」と思うのですが，彼女たちは何がいけないのか，全然理解できないようです。

そこで，

　爪を伸ばすことで爪の中に細菌が付着停滞していくこと，また，それは容易に除去できないこと。爪の先端で患者の口腔内，口唇を傷つける可能性があること，また，マニキュアが口腔内ではがれおちたり，また薬剤で溶け落ちるなど，清潔不潔の観念から理論的に説明する必要があります。そして，患者の立場になったときどのように感じるのか。例えば注射してくれた看護婦さんがマニキュアを塗っていれ

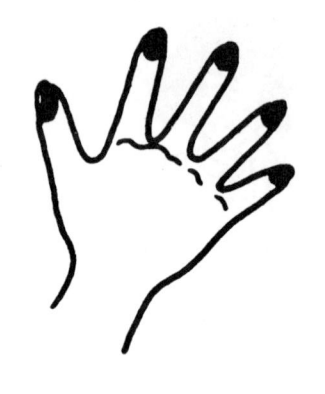

ばどう思うか，など自分が患者の立場であったらどう感じるか，などを例に説明していきましょう。

⑤グローブ

グローブの着用はなんのために行うのでしょうか？　先日，母が眼科で治療を受けた際，グローブを装着した先生が手を洗っている様子がないので不信感を抱いていました。そもそもグローブは洗って使用するものではないはずで，さらにそのグローブも洗っていないとなると，グローブの意味は何でしょうか。グローブを着用しているのは「自分を守る」ためだけでなく，「患者さんを守る」ため，いわゆる「院内感染の防止」です。手を洗わない，もしくはグローブを付け替えない，これでは「患者さんを守る意思がない」ととられても仕方ないでしょう。

　また，ドクターと違ってスタッフの場合は，受付や患者誘導，その他口腔内に触れない場面などの患者応対があります。そのような場面で，グローブをつけたまま手荷物をお預かりする，あるいはエプロンをする，ひどい場合にはそのまま受付で会計までしてしまうスタッフがいます。これでは，患者さんにとっては清潔どころか，不潔感が漂うことになってしまうことでしょう。グローブをつけていてもきちんと手を洗う，または口腔内に触れた場合は新しいものと取り替えるようにして欲しいものです。

　そこで，

　大変な出費であるとは思いますが，患者さんを守るため，スタッフを守るため，ひいては自分を守るために，グローブをできるだけ小まめに付け替えられる用意をお願いします。もし「もったいない」などと言ってしまったら，スタッフが清潔，不潔の意識に頭を悩ませることになるでしょう。

3. 院内を清潔にしようとする気持ちを持たせるには？

　自分の清潔感に気を配れるようになったら，次に医院全体を見渡せるようにしましょう。
　院内の掃除はスタッフの大切な業務のひとつです。
　清潔感が感じられるような院内を保ちましょう。
　そこで，
　それを感じさせるためには，まず患者さんの立場で，患者さんの目の高さで院内を見渡すことが必要です。
　一度患者さんになったつもりで院内を歩きチェックしてみましょう。
　玄関から順に中に入っていくと今までとはまた違った視点から院内を見ることができ，綺麗，汚いの違いが大変よくわかります。玄関のガラスドア，下駄箱の中，スリッパの裏，そして待合室では掲示物，受付カウンター上の整頓，待合室の本など，汚くなっている場所はたくさんあります。それらを全部書き出して，掃除チェックリストの改善を行いましょう。
　また，新人のうちにこのようなチェックを行うことで，患者さんに近い目で院内が見れるため今後のいい材料となります。

医療人としての自覚を持たせる

　「私たちは医療人なんだから」と言ったところで，どこがどう違うの？　と今時の人からはそんな返事が返ってきそうです。一体「医療人」だからどうなのでしょうか？

　まず，医療というものは，患者さんが「自分の体を預ける」わけで，

信用のおけない人に安心してわが身は任せられません。そうなると，院長だけでなく私たちスタッフの信頼感も同時に必要となってきます。長くつきあって信頼を得るのではなく，第一印象から好感の持てる，信頼感を感じる存在でなくてはならないのです。

　また，医療の現場において患者さんは，不安や恐怖を持って歯科医院を来院されます。そこで，その不安を取り除き，患者さんが安心して治療が受けられるように，また少しでも満足のいくサービスが受けられるように，とお手伝いするのが私たちスタッフの仕事です。医療人としてしなければならないこと。それは「信頼のおける行動」であると思うのです。

1. 医療人としての自覚の維持

①初心忘れるべからず

　新人であればあるほど，患者さんの気持ちがとてもよくわかります。働きはじめてすぐの頃は，待合室で待つ患者さんの疲れている様子や，切削時の痛みの表情にとても敏感です。しかし，少しずつ診療に慣れてくると，だんだんと「慣れ」が生じ，「これは仕方ないこと」と判断してしまうようになってしまいます。

　そこで，

　そうなる前に，新人の頃の患者さんへの思いやりの気持ちを，レポートを提出させて書き留めて残しておくなど，初心に戻れる材料を残しておくとよいでしょう。

　行動に驕りが出てきた頃に，自分で自分のレポートを読ませてみる。これは誰に注意されるよりも心に響くものです。

②見返りを求めない

　医療の現場においては，見返りは期待しないこと。例えば患者さんのためにと思って行った行動に対し，利益となるようなことを求める

ことはできません。医療スタッフは患者さんのために何かをしたことをもって，直接的な報酬を得ることはできないのです。

>そこで，

もし，医療の現場においてスタッフが行った心遣いに見返りを期待するのなら，それは形ではなく「心の温かさ」なのです。医療人として得ることのできるそのような「満足感」を，先輩スタッフから，もしくは院長から話してあげましょう。そうすることで，自分が医療人であり，そして自分の発言がどれだけ人の心を和ませることができるのかを，知ることができるでしょう。

③患者さんの健康を第一に考える

医療もサービス業だといわれるようになりました。しかし，サービス業とはいえ，スタッフの一番の目的は「健康」です。健康の入り口は口です。しっかり食べることができ，栄養が補給，単に口の中という考え方でなく，患者さんの全身の健康維持のための手助けをしていることを忘れないで欲しいと思います。

>そこで，

患者さんのために自分にできることは何かを考えさせましょう。基本的にスタッフは患者さんの体を治すことが目的でありながら，直接的に患者さんの体を治すことはできません。できることは体ではなく心です。患者さんの体の健康を守るためだけでなく，心の健康が保てるように，患者さんに対する心遣いに気をつけて欲しいものです。

2. 患者さんへの心遣いのポイント

患者さんと接する上で心がけて欲しいこと。
それは，患者さんとうまくコミュニケーションをとることです。
患者さんからの信頼度をアップさせるためにも，まずは患者さんの気持ちに近づくことが必要です。一体，どのように患者さんに接していくことで，患者さんに自分を認めてもらえ，そしてコミュニケー

ションが図れるのでしょうか？

①患者さんの生活に配慮した言葉

患者さんは自分の生活の一部分の時間を使って来院されます。朝起きて仕事や趣味，子育てといろいろな生活パターンがあるわけです。そして，誰もが自分ひとりで暮らしているわけでなく，家族，その他の人たちと助け合い，共存しているわけです。

ですから，自分ひとりの都合で来院できないこともあり，自分ひとりの考えで受けたい治療法を受けることができない場合もあるのです。何をすべきかわかっていても，そうすることができない状況が患者さんにはあることを理解した上で，患者さんに一番良い方法を提供できるような存在になって欲しいものです。

「お仕事がおありでしょうから，夕方遅くしかお越しになれないですね」「この歯のほうがいいのですが，自費になりますので少しお高くなります。おうちに帰ってよくご相談くださいね」など，このように患者さんの生活に配慮した上での発言は，患者さんのストレスを気持ちよくほぐしてくれるものです。

②患者さんの苦労をねぎらう言葉

患者さんの苦労をできるだけわかってあげる努力をしましょう。

自宅でお年寄りの介護をされている方は，自分のことは二の次，三の次になりやすく，痛みがでた時点でないとなかなか来院できません。このような患者さんは，やっとの思いで来院したわけで，歯科医院にいても気持ちは集中できないことも理解してあげてください。子育て中のお母さんも同じです。家に子供を一人でおいてきた，もしくは人に預けてきたというお母さんは，治療のことよりより子供のことが気になって仕方ないでしょう。「お子さんはどうなさったのですか」「大丈夫ですか？」と声をかけてもらえることで，「自分の今の状況が理解してもらえている」ことに安心感が生まれるのです。そして一言「大変でしょうが頑張ってくださいね」と，言ってもらえると，患者さ

んは心の重みがすっと取れることでしょう。

　また仕事の都合がつきにくく，予約を取っても取り直し，迷惑がかかるのでなかなか来院できないと思っているサラリーマン，OLの方々。こんなとき「キャンセルになってもいいですから，予約を取っておいてくださいね」と，気にしなくていいんですよ，という気持ちを伝えてあげれば安心して予約も取れるでしょう。

　このように，できるだけ患者さんの生活を読み取り，来院できない理由，大変な思いをして来院している苦労を感じ取り，少しでもやさしい言葉をかけてあげてください。

③患者さんに恥をかかせない言葉

　診療の現場において，私たちは知らぬうちに患者さんに恥をかかせていることは結構あります。例えば，予約なしで来院した時の「予約されてますか？」の一言。また，そう言われた時の周りの患者さんの視線。予約を取っているか，とっていないかは患者さんに聞かずとも，アポイント帳を見ればわかることです。そんなふうに患者さんに不愉快な思いをさせる前にきちんと自分で調べてから応対してあげるべきではないでしょうか？

　もし，予約外であっても「予約の方が入っておりますので，また予約取り直しましょうか？　それともお待ちいただけますか？」と，状況をきちんと説明した上で，その選択方法をきちんと話してあげて欲しいものです。診療室においてはわからないことばかりの患者さんにとって，いかにも「知らないんですか？」というような態度は，患者さんの心を傷つけるものです。

④患者さんの話しやすい雰囲気作り

　患者さんは来院時「あれも，これも」と，歯科治療に対する要望を持って来院しているのです。「この歯だけでいい」「保険でやって欲しい」「痛かったら麻酔して欲しい」「歯石も取って欲しい」「予約は夕方に」と，いろいろ考えていたとしても，実際どれだけのことを先生に

伝えられたでしょうか。

　患者さんは思っていたことの半分も言えずに終わってしまうことの方が多いのです。それだけに，患者さんはそれを伝えるタイミングを狙っています。そのように患者さんが話したいことを話せるような雰囲気が，スタッフにあるでしょうか？「忙しいから」と，言い訳をするスタッフもいますがそうではありません。忙しくても話しやすい雰囲気とは「目」に表れます。目をみることで，自分の存在を認めてもらえている，という安心感が患者さんにはあります。目が時々合うだけで，自分が忘れられていないことを確認できます。何も声掛けをしなくても，目で「ごめんなさん。もうすぐですから」という気持ちは，伝わります。

　患者さんが自分に心を開いて話しかけてくれるようになるには，まずこちらが目をちゃんと患者さんの方に向けるべきです。きちんと自分を見てくれるスタッフには，患者さんも自分から話し掛けてくれます。

⑤患者さんを「嫌い」にならないこと

　仕事をしていると，時々診療室の片隅で「私，あの患者さん嫌い」などという会話が聞こえてきます。「嫌い」という気持ちは決して持ってはいけません。患者さんを好きであろうが嫌いであろうが，私たちはその患者さんを受容していく義務があります。

　確かにいろいろな患者さんがおられます。腹の立つ発言を受けたり，またできないことで困らされたりしたこともあるでしょう。しかし，そのような患者さんであっても「嫌い」などとは口に出さないようにしましょう。本当はそこまで思っていなくても，「嫌い」という言葉を発してしまうことで呪文にかかったようにそう思い込んでしまいます。嫌い，と思った患者さんに優しくはなれません。結果，患者さんもあなたに対し優しい言葉をかけようとは思わないはずです。このような状態でいいコミュニケーションが図れるわけなどないことを認識しておきましょう。

このように，基本的な患者応対について話してあげられるチャンスはなかなかありません。勤務を始めて最初の頃の新人には，それを理解する余裕もありません。

そこで，少し慣れた時期を見計らって，少しずつミーティングや朝礼などの時間を利用して，話してみてはどうでしょうか？

3. 秘密を厳守させるには

診療の場において見聞した情報は，いかなる場合でも他言は許されません。これは医療に従事するものの義務であり，また人間としてしてはいけないことです。

しかし診療の現場にいて，ついつい今までの生活の中になかった出来事，つまり医院内での特別な事柄に遭遇すると，友達との会話の中や家族との会話の中で，患者さんのプライバシーに関することを話してしまうことがあります。

医院外での会話ばかりに気を使うのではなく，スタッフ同士の会話の中で出てくる患者さんの個人的な情報。また，隣の患者さんの耳に入るようなチェアーサイドでの情報漏れなど，患者さんの話を個人的な会話の中で出さないように指導していく必要があります。

そこで，

就職してすぐの時点に，「患者さんの情報はどんなことがあっても口に出してはいけない！」と厳しく言い渡しておきましょう。私も就職してすぐの時，院長に釘をさされ，医療人としての自覚を持たされたことを覚えています。

このような「あたりまえ」のことでも，最初にガツンと話しておくと結構頭に残るものです。

4. 院内における公私混同をさせないためには

　公私の区別をつけさせることは，仕事を遂行させる意味で大切なこととなります。
　院長とスタッフ，またはスタッフとスタッフの間にけじめある関係が保てるようにお互いが気持ちにラインを引き接していかなければなりません。
　これは新人より長く勤務するスタッフにいえることです。「これだけ医院のために尽くしてきたんだから」といった心の驕りから，行動が少しずつルーズになってしまいがちです。このように感じること，「これぐらいいいじゃない」と思うこと自体，医院を私物化している証拠です。このようなことにならないように，普段からの会話，行動に気を配りましょう。

＜院内における公私混同＞
　単純に「公私混同」というと，医院から私用電話を掛けないとか，患者さんに友達口調で話してはいけないなど，勤務中に仕事以外の顔が現れることだけを考えがちですが，それ以外にも医院の物品を使う，勤務時間を守れないなどというのも，仕事をしている自分，いわゆる「○○歯科医院の従業員」としての自分と，「○○○子」という個人とが，その行動，時間，人間関係などにおいて入り混じったまま仕事をしている証拠です。
　一体，院内における「公私混同」とは，何なのでしょうか？

①物に対する公私混同

　毎日医院で仕事をしていると，いつも手にする物を「自分の物」と錯覚してしまうことがあります。例えば，貸与されてるユニフォーム，ナースシューズをはじめ，ボールペンや鉛筆にいたるまで，正確には医院のものです。このように，ついつい自分のもの，と勘違いしてしまう物などは，公私混同しやすい典型といえます。

確かに，ボールペンや鉛筆ぐらいはいいのではと思いがちですが，その気持ちが「患者さん購入用の歯ブラシを無断で使う」や「お腹が痛いので，頓服を勝手に取り出して飲む」などの行為に繋がります。このように，自分の手の届くところにあり，かつ先生の目の届かないところにあるものを無断で使用しているスタッフは結構多いものです。

本来起こってはいけないこのような事態。それが起こる理由は「ここまではいいが，これ以上は駄目」といったけじめがはっきり示されていなかったからではないでしょうか？　新人が入った時，院長が「昼に磨く歯ブラシ，新しいのをおろしていいよ」と親切で言われたとします。最初は1本だったのが，2本，3本，そして自宅用，家族用とだんだんとそのルーズさは尾をひいていきます。そうなると院長の「親切な一言」のはずが，「言わなければよかった一言」になってしまうのです。

> そこで，

「自分専用の歯ブラシは使っていいが，一言僕に声をかけてね」と，行動に歯止めが利くように，「報告」を義務づけた上での許可をしないといけないでしょう。

そのようなスタッフの中に出てくる「ちょっとした甘え」が「けじめのなさ」につながるのです。そんな細かなことを，と思わずに，きちんとしたラインを示すことでスタッフの心に一本の線が引かれることを忘れないでください。

②時間に対する公私混同

歯科スタッフとしての時間，そして自分個人としての時間。これにはきちんと区切りをつけなくてはなりません。勤務時間になれば「公の自分」となり，退勤時間がくれば「個人としての自分」に戻れるのです。例えば，その時間に遅刻する，またはその時間内に私用の電話を掛ける，といった行為は明らかに「時間の公私混同」です。

> そこで，

このように，時間に対する公私混同を指摘する前に「公の自分にな

る時間」,「個人としての自分に戻る時間」が院内いおいて,はっきりと示されているのでしょうか?

例えば,「勤務時間開始は何時何分?」「それはタイムカードに刻印された時刻? それとも出勤した時刻?」

「タイムカードを押すのは院内に足を踏み入れた時? それとも,着替えてから?」

このような場合,はっきりとしたラインがあれば,スタッフにも時間を徹底できます。

▶ そこで,

それにはまず院長も時間を守ることが必要です。院長は診療ギリギリに飛び込んでくるのに,スタッフには「〇〇時にタイムカードを押して掃除……」なんて言ったところで,その状況を見ることがなければ,スタッフが時間にルーズになっても指摘はできないでしょう。

そして,それを徹底できないぐらい院長がルーズなところを見せているため,スタッフは診療中に私用をするなど,だんだんと時間に対する区切りがつかなくなっていくのです。

しかし,それなら院長はスタッフより早く出てこなければいけないのか? というと,そうではありません。「院長が時間を守る」姿勢を示すことは,必ずしも院長がスタッフより早く来ていなければならないことではなく,院長の出勤時間をスタッフに明らかにし,院長自身もその時間を守る,という姿勢を見せることです。

「時間を守る」これは社会人として,人としての最低のマナーです。遅刻や早退することで,困るのは自分ではなく患者さん,院長,他のスタッフであることを自覚して欲しいものです。

③人に対する公私混同

対人,つまり院長に対し先輩スタッフに対し,また患者さんに対しての距離を上手に持たせましょう。最近歯科医院を訪れると,若いスタッフが友達口調で院長に話す姿をよく見かけます。また,年齢もおちついたスタッフが普通は言ってはいけないようなことを軽々しく院

長に向かって話している姿を目にします。どちらの場合にしても，院長に対する距離感を全く感じられません。言葉のけじめ，心のけじめ，これをきちんとできる人間関係を作り上げて欲しいものです。

> そこで，

　まず，「言葉のけじめ」。

　先生が勤務医時代は，スタッフと同じ立場で仲良くしていくために「友達言葉」で良かったかもしれません。しかし，今「院長」という立場になった以上，入られてはいけない一定の距離感が必要です。しかし，新しいスタッフとの間では，その人の気持ちを和ませてあげようとついつい友達言葉で話してしまいます。

　が，そうではなくやはり「ていねい語」ぐらいはきちんと使える仲であって欲しいものです。それには院長自らが適切な言葉遣いで話すべきです。人はていねい語にはていねい語で答えようとします。人は乱れた言葉には乱れた言葉で答えようとします。乱れた言葉で答えることが蔓延してしまっているとしたら，そもそもの最初の原因は馴れ合いになってしまった医院内の言葉遣いにあるのではないでしょうか？

　次に「心のけじめ」。

　例えば経営方針に関わることに口出しする。給与体系に関して口出しする，など院長の考え方や方針にまで首を突っ込んでくるスタッフ

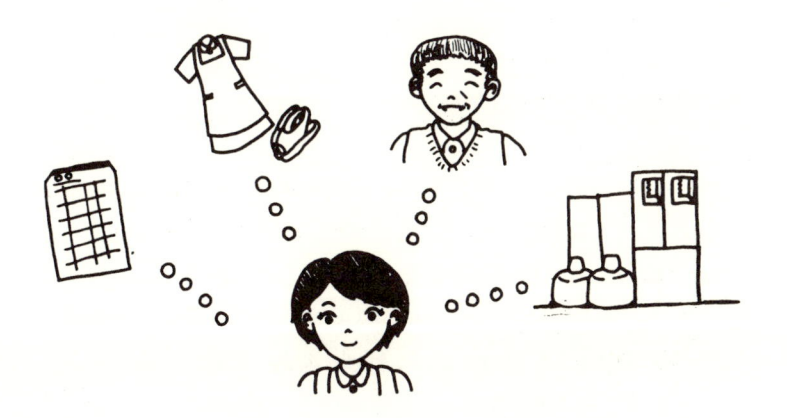

がいます。診療に対し，私がいなくては仕事が成り立たないわ，と驕り高いスタッフほどこのようにずかずかと院長の領域に入り込んできます。今より待遇がよくなりたい，働きやすくしたい，と願うことは誰にでもあるにしろ，その事ばかりを中心に考えすぎると，自己中心的な考え方でしか意見が出せず，その意見を露骨に表現してしまうようなスタッフが出てきて，大きなトラブルにつながります。このような場合は，是非院長の考えをきちんと言い切ってください。それが院長の方針であるのなら，スタッフは従うしかないわけです。しかし，全面的に彼女たちの言うことを否定するのではなく，きちんと受容し，結果「このようにします」と，はっきり告げましょう。そこで，悩んでいる姿を見せると，スタッフはまた院長に対するけじめがつかなくなります。このように，院長の意見をきちんと示し，医院の方針を明らかにしていけば，スタッフも納得した上で院長の良きアドバイザーとしての発言ができるようになるでしょう。

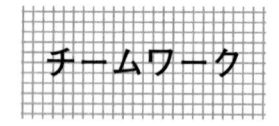

チームワーク

1. チームワークとは？

　診療の場においては，院長をはじめ院内スタッフである歯科衛生士，歯科助手，歯科技工士，またはその他の院外スタッフが共に力を合わせ，協力しあいながら診療を遂行する。これがチームワークです。
　しかし，このような組織において性別，年齢，性格，知識，経験などそれぞれ異なる人間が集まっているわけで，基本的にほっておいた

らバラバラになってしまう集団でもあります。

　ですから，コミュニケーションは自分から「意識的」に働きかけなくてはいけません。待っていても何も前にすすまないわけで，院長もスタッフも自分からすすんでアクションを起こすことが必要です。

　チームワークの乱れの原因は明らかに「コミュニケーション不足」です。人は誰も，何も言わなくても分かり合える人と仕事をしているわけでなく，一歩二歩，三歩四歩とお互いが譲り合う中，労わり，そして一番良いとされる方法をともに考え，業務が行われているわけです。

2. チームワークを維持するにはどうすればいいか？

①院長は誰をも平等に

　新人が入ってくると，できるだけ緊張感を取り除いてあげようと，院長は普段よりも会話数が多くなり，新人に話し掛けることが多くなるでしょう。院長自身も新人スタッフとのコミュニケーションを図ろうとしているのでしょうが，そこに力を注ぎすぎるのはちょっとした誤解です。

　というのも，今院長先生がコミュニケーションを図らなくてはいけないのは，実は「今いるスタッフ」なのです。今現在頑張ってくれている先輩スタッフたちは，先生に励ましてもらえるのを待っています。それなのに院長は自分たちのことをほっときっぱなし？自分たちの方が大変な思いをしてるのに，なぜ新人にこんなに気遣うの？と，不快にすら感じます。新人を励ましたい気持ちもわかりますが，その前に新しく新人を教育しなければならない先輩スタッフの苦労をねぎらいましょう。新人が育つまでの間の業務の負担，それに加え新人を教育していかなければならないオーバーワークに，先輩スタッフは頭を痛めています。また，指導するにあたって院長の期待にもプレッシャーを感じていることでしょう。

新人のことは先輩スタッフに任せて，院長はいつもより多めに先輩スタッフに声をかけてあげましょう。新人スタッフの心を和ませるより，先輩スタッフの気持ちを和ませることで，先輩スタッフは院長の気遣いを嬉しく感じ，後輩に対し優しくなれる心の余裕も出てくるものなのです。

　女性は平等不平等に敏感です。少しの不平等が不平不満につながり，チームワークを乱すのです。実際，人をねたむような状況の中でコミュニケーションがうまく図れるわけはありません。行動，言葉，心遣いなど，どんな些細なことでも，院長はスタッフに平等に与えてあげてください。

②コミュニケーションの時間を与える

　やはり，チームワークに必要なのは，コミュニケーションです。顔を見るのも初めてなら，暮らしてきた環境も年齢も職歴も全然違うのです。共通点を見つけながら会話を進めてこそ，お互いのコミュニケーションが図られていくのです。毎日顔を見合わせて仕事をしてはいるものの，勤務中にコミュニケーションというものはなかなか図りにくいこともあるでしょう。しかし，一言で「コミュニケーション」といっても実際にどうすればいいのでしょうか。

　実際，仕事以外にもたれる会話，休憩時間や終了時，空き時間に交わされるたわいもない会話の中から，互いがお互いの考え方を知ろうとします。そして，お互いの考えていることが少しずつわかるようになれば，自ずとチームワークは出てくるものです。

　例えば，診療室において仲のいい者同士の会話は「無駄話」に聞こえるが，新人と先輩スタッフの間の会話は，お互いが少しでも近づこうとして話しているのだと側で見ていてもほのぼのとする。このように，コミュニケーションの取れていない者の会話は，コミュニケーションを図るために必要な会話でもあるのです。できるだけスタッフ－スタッフ間の会話が持てる状況，例えば途中休憩を持つとか，始業時，終了時にお茶の時間を作る，などそんなたわいのない会話を持て

る時間を作ってあげましょう。

③積極的な言葉かけをする

　診療室においては，ついつい言葉足らずになる傾向があります。業務が忙しいのはわかりますが，診療室において患者さんに掛ける「おだいじに」「こんにちは」以外には何も聞こえてこないことはよくあります。しかし，会話のない空間でもきちんと仕事が運ばれていく。初めて先輩スタッフの働きぶりをみて大変おどろいたのを覚えています。慣れた者同士の間柄ではこれでも診療が進んでいくかもしれませんが，新人が加わったときなどはお互いの連絡ミスが生じないように，できるだけ言葉をかけるようにしましょう。

　診療室で一番多く交わされる言葉は「お大事に」「おはようございます」「こんにちは」などの挨拶言葉ですが，これは全部患者さんに向けられる言葉ばかりです。

　お互いのコミュニケーションを図るための言葉が少ない場合が多いのです。

　そこで，スタッフ間のコミュニケーションを図るためにも，きちんとした言葉掛けが必要となります。まずは

　　　　　「はい」
　　　　　「よろしいですか？」
　　　　　「お願いします」

最低でもこの言葉を使いましょう。

「はい」──これは自分が認識したことを相手に伝えるための「返事」。

「よろしいですか？」──これは今しようとしていることを，相手に伝えるための「確認」。

「お願いします」──これは相手に業務をお願いするための「依頼」。

　例えば「練ってよろしいですか？」「寒天お願いします」など，お互いの業務のタイミングを計るためにも言葉掛けは，欠かせないコミュニケーションの手段です。

　特に新人を相手に業務を進めるときは，これらの言葉掛けを徹底さ

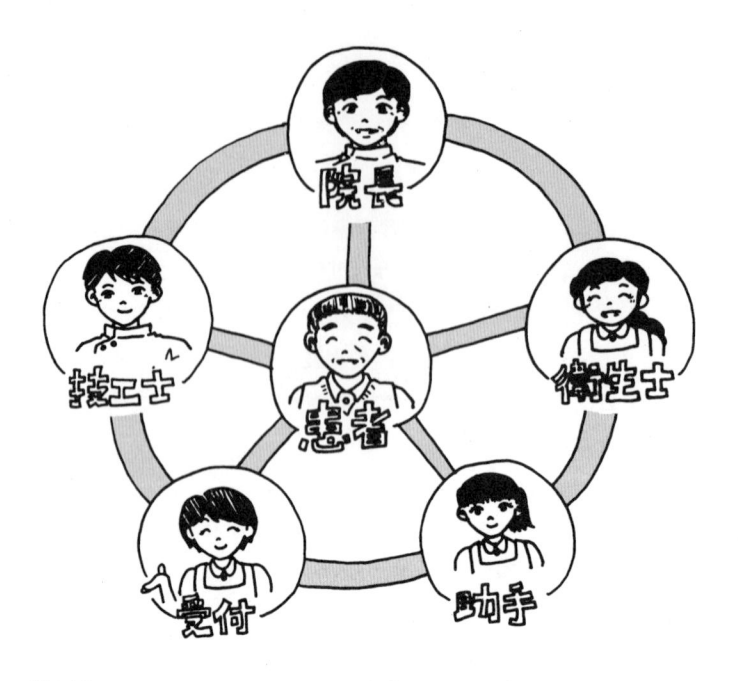

せ院長とのコミュニケーションや先輩スタッフとのコミュニケーションに活用させましょう。

3. プロ意識を高めさせるためにはどうすればいいか？

　プロとは他の者より専門的にそのものをとらえているということです。私達は普通の人より歯のことについてはプロかもしれませんが，知ってることだけに満足するのではなく，それを自分の中で意識づけ，自分を高めていくべきではないでしょうか？

　そこで，
　プロ意識を高めるために何をすればいいのか？
　まずは「自分」という人間をアピールすること。その手段として，待合室にスタッフ名一覧表を張る，名札をつける。そうすることで，自分をスタッフという一塊としてではなく，個人として自分の行動，発言に責任がもてるようにしていきます。また，名刺を持たせることで

院内だけでなく院外におけるプロ意識に働きかけるようにします。
　また，受付には受付専用のユニフォームを(エプロンをしない)，助手にはエプロン着用のユニフォームを，また歯科衛生士にはパンツルックをと，専門職としての意識を姿でもって患者さんにアピールするのも方法のひとつです。
　自分自身で「プロ」意識を高めれらるような演出も必要かもしれません。

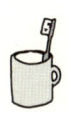

第4章
一に清潔，二に整頓
──院内管理業務

院内管理業務とは

　院内管理業務とは，掃除に始まり，照明や空調などの設備管理など医院内が快適に，かつ円滑に業務が行え，患者さんを気持ちよく迎えることができる状態に保つことです。

　A. 院内清掃　　　医院内を清潔に保つこと。
　B. 室内環境の整備　照明，温度調整，空気汚染などの整備。
　　　　　　　　　　診療室内，技工室内の整備管理。

A. 院内清掃

1. 院内清掃を徹底させるためにどうすればいいか？

　院内の清掃を徹底させるには，毎日の掃除だけでは不十分です。毎日の掃除の内容を確認すると共に，毎日以外の掃除の時期や場所を考える。また，お盆や年末の大掃除や，床のワックスがけは業者に頼むなどして，最終的には1年を通して医院全体が綺麗に掃除が行き届くよう清掃しましょう。

　①毎日の掃除
　②1週間に1回（もしくは1カ月に1回）の掃除
　③年末の大掃除
　④業者による掃除
　⑤空き時間の利用

2. 毎日の掃除を徹底させるには？

　院内を綺麗に保つために欠かせないのは毎日の清掃。しかし，ついつい時間がないから，とか人が足りないから，と理由をつけては掃除がおろそかになりがちです。

　掃除というのは一番手抜きがしやすい部分です。手抜きしないよう，手抜きされないように指導していきましょう。

＜手抜きされないようにするには＞

①掃除分担をきちんと決める

　小学校の頃から，掃除というものは分担があって毎週違う場所を掃除するように決められていました。また，その清掃方法もきちんとした手順があってその手順に従って行われていました。1週間過ぎると違う場所を掃除することで，また新しい掃除方法を学んだものでした。このように，清掃はきちんとした分担がなされており，誰もが平等に掃除を行い，そして知らぬ間に清掃の仕方を学んできたのです。しかし，現在診療の現場ではついつい「時間がないから」という理由で，最低限の清掃が中心となりつつあります。

　そうではなく，朝の清掃場所をきちんと表に書き留め，そこに書かれていることは最低限行われるようにさせましょう。

②掃除のチェックリストを作る

　また，掃除項目がはっきりと定められておらず，いつも同じ目で同じ場所を掃除するので同じ場所に汚れがたまっているという現状があります。そのようなことがないように，掃除にはきちんとしたチェック表をつくり，違う人の目でチェックがなされるような状況を作りましょう。掃除の終了のチェックをいれることで，掃除をした人の責任感がそこに現れるのです。掃除がきちんとできていないのに「で

きた」のチェック欄にチェックを入れるのは心苦しいものです。

③掃除時間は十分？

　あれもこれも，と掃除して欲しい場所を指示したものの，実際にそれだけの診療前に全部行えるかというとなかなか無理な場合がよくあります。そのために，出勤時間をまた早める，というのではスタッフの反感を買うばかりです。掃除の分担は，朝の準備の時間を30分として考え，何人でどれだけのことができるのかを決定したうえで分担表を作りましょう。

　人数的に少なすぎるようなら，例えば時間給で勤務するパートさんに遅くまで残っていただいて掃除機による清掃だけをお願いする，もしくは朝少し早く出勤してもらうというふうに考えてみましょう。

　そして，時間的に配分ミスとなった掃除場所については，1週間に1回，もしくは1カ月に1回，掃除する時間を定期的に作り行ってはどうでしょうか？

＜毎日の掃除分担表（例）＞

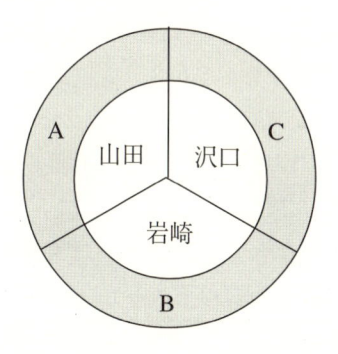

　　　　　　A：掃除機

　　　　　　B：受付，玄関掃除

　　　　　　C：消毒関係

（円グラフ：山田＝A，沢口＝C，岩崎＝B）

3. 1週間に1回（もしくは1カ月に1回）の清掃を定着させるには？

　毎日の清掃だけでは補えない掃除に対しては，1週間に1回，もしくは1カ月に1回の「掃除の時間」を定めることをお勧めします。例えば，

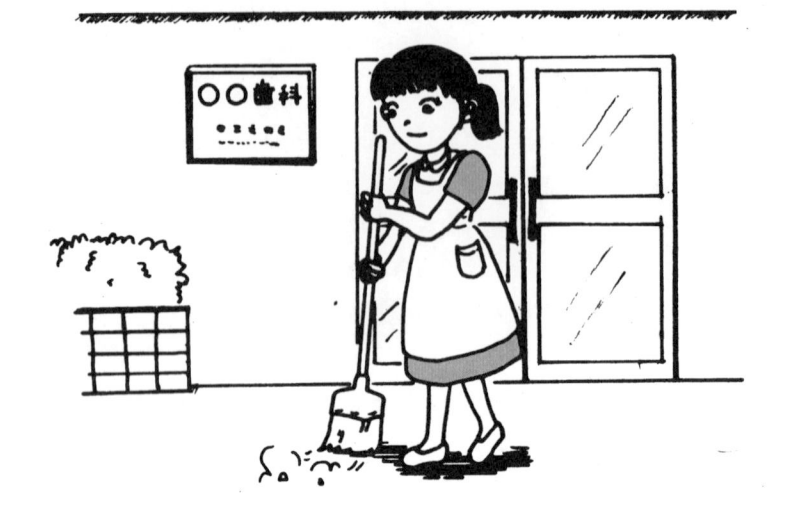

シンク内の清掃，消毒テーブルの清掃，ブラケット引き出し内の清掃，窓ガラス拭き，床掃除など，掃除しなければいけない個所はいくつもありながら，なかなか毎日の短い掃除時間では行いきれません。とはいえ，年末の大掃除まで待っていると，汚れがこびりついたり染み込んだりとかなり取れにくくなります。そのような毎日の掃除で補えない部分を列記し，1週間に一度，もしくは1カ月に一度全員で行うシステムを定着させてみてはどうでしょうか？

> そこで，

　例えば時間の設定は，スタッフが負担に感じず快く掃除に応じてくれるように，毎週一定の時間を「掃除の時間」と定めます。その際，スタッフの休憩時間や帰宅時間に重なることがないように勤務時間内にその時間を作りましょう。例えば水曜日の午前の予約を1時間早く切り上げる，もしくは予約を少なめにして1時間だけ掃除に取り掛かる，などパターン化してしまうことで週1回の掃除の時間も定着してくることでしょう。

4. 年末の大掃除をもっと綺麗にしてもらうには？

　年末の大掃除といえば，医院だけでなく一般家庭でも行われる大掃除。普段できない隅々まで掃除をしようとするものであるが，スタッフに「大掃除お願いね」と言ったものの，「もうこれで終わり？？？」と驚かれるようなことはありませんでしたか。
　しかし，「ここができていないじゃないか」とも言いにくく，せっかくの大掃除の時間がもったいないことになってしまった，という経験はないでしょうか。　とにかく大掃除は「部屋中全部」掃除すればいいのです。また，それに加え石膏ストラップの掃除や歯科器材の掃除など1年に1回でいい管理業務も追加されます。

　そこで，
　「大掃除チェックリスト」を作成しましょう
　それと同時に，大掃除に必要な掃除道具をあらかじめ購入し準備しておいてあげましょう。ガラスクリーナーに，クロスクリーナー，ユニットの清掃にぞうきんなどあらゆる掃除道具をきちんとそろえた上で，大掃除に取り掛かれるよう準備してあげましょう。
　でないと，「クレンザーがないのでできません」なんて言葉が返ってくるかもしれません。

5. 業者による清掃の依頼

　プロに掃除をお願いするということは，スタッフの手では取りきれない汚れを除去するため，もしくはスタッフの掃除の手間を少しでも助けてあげるために大変有効です。
　私の歯科医院では4カ月に1回の割合で，専門の掃除業者に依頼し床のワックスがけ，窓，サッシの清掃を行ってもらっています。
　普段，綺麗に見えている床も，掃除が終わると驚くほど綺麗に輝いています。スタッフの手ではなかなかここまで綺麗になりません。1

年に1回でも効果はあります。是非一度試してみてはいかがでしょうか？

6. 空き時間を利用した掃除の徹底

　診療の空き時間にスタッフが暇そうにしている。時間がもったいないので掃除をするように指示すると，ふてくされている。と，このようなことも良く耳にします。

　空き時間は掃除に使うのは最適であるはずなのに，なかなかスタッフが動いてくれない。

　言うことを聞いてくれないスタッフに対し苛立つ院長。どうすればスタッフが動いてくれるのでしょうか？

＜何故スタッフは，空き時間の「掃除」を嫌がるのか？＞

①めんどくさい

　主婦のパートの人は，手が空いたらいろんなところをまめに掃除してくれます。それに比べると若いスタッフは言われて初めて動く。そんなふうに感じませんか？　しかし，現実に若い人に「掃除」の習慣はなかなかついておらず，言ったら言ったところしかできない。どうすればいいのかわからないことを指示されるので「めんどくさい」と感じるようです。確かに掃除は面倒くさい。主婦である私ですら，手の抜ける部分は抜きたいものである。しかし，勘違いさせてはいけない。掃除はあくまで私たちスタッフの業務のひとつであること。院内を清潔に保つことは，私たちの重要な業務なのです。だからそれを「めんどくさい」と言って放棄するのは，この仕事を放棄したことと同じなのである。

②掃除する場所，方法がわからないから

　毎日の掃除場所は知らぬ間に体が動き手順よく行える。しかし，い

つも行う場所以外の掃除個所となると，どこをどう掃除していいのかわからない。どこを拭けばいいのか，どこを片付ければいいのかわからないのです。掃除の仕方を教えるなんて，と思うかもしれませんが，反対にスタッフは「知らないことで叱られるのは納得がいかない」と思ってしまうのです。最初は掃除の方法もアドバイスしてあげて下さい。教えられてできないことなら注意されても仕方ないと，本人も納得できるでしょう。

③自分では毎日の掃除で十分だと思っている

毎日短い時間で一生懸命掃除をしてくれるスタッフ。完璧だとは思っていないが，これだけの時間でこれだけの掃除ができていると，本人達は納得している。毎日の掃除はあたりまえの行為で，院長から「ありがとう」の言葉を頂くことはまずない。それなのに，院長が掃除のことで口を開くと「ここも掃除して」。これではスタッフも「私の掃除は不十分なの？」と，反感をもってしまう。それは「自分のしたことを認めてもらえない」という不満にもつながってしまいます。

④掃除の途中で患者が来院し，掃除が中途半端になるからとりかかれない

掃除はやり始めたらなかなか途中で終われない。物をひっくりかえして，全体の拭き掃除をしている時に患者さんが来院され，院長に「こっちついて！」と診療の介助につかされる。そのまま患者さんが続けて来院されると，その片づけができない。結果その片づけをのために時間外に食い込むこともでてくる。これでは「やらなきゃよかった」と思わせてしまうのである。

＜どうすれば掃除しようと動くのか？＞

①業務として徹底させる

空き時間を利用し掃除をさせるには，まず「業務」として仕事を依頼

すること。業務とするからには，全員で行うこと，掃除項目表を作成しみんなで分担すること。そして，最後に院長から「お疲れ様」「ありがとう」の一言があることではないでしょうか？

② 「空き時間利用掃除チェック項目」の作成

空き時間を利用して行う掃除の場所を列記した一覧表を作成しましょう。その表を見ながらみんなで掃除を分担していく。どこをどうすればいいかわからない若い年齢層には効果的です。

③ 掃除にはそれなりの時間を与える

いくら空き時間とはいえ，掃除が終わるまでの時間に猶予を与えてあげましょう。
診療介助などのため，掃除を途中で中止したり，また中途半端のまま残してしまったりすると，ついつい掃除に取り組む意欲が減少します。そこで，きりのいいところまで終わるまでは，そのまま掃除を続けさせてあげて欲しいものです。

④ いつもの掃除を否定しない

例えば「いつもここゴミが残ってるから」といった言い方で，今までしてくれた掃除の仕方を否定することはしないであげてください。今回の掃除は，あくまでプラスアルファーとしての掃除ですから否定的な言い方でなく，「ここのゴミは残りやすいから綺麗にしてもらえる？」といった言い方でお願いしてみてはどうでしょうか？

⑤ 院長も掃除に加わる

時には先生も掃除に加わってみて下さい。掃除はスタッフの仕事，

僕には関係ない」という態度では誰も医院をきれいにしようとは思いません。たとえは空調の清掃，蛍光灯の交換は先生の仕事，とその一部を担うことでスタッフの掃除に対する気持ちは前向きになれるものです。

7. 掃除徹底の最終手段！ こんな方法は？？？

＜掃除担当者の雇い入れ＞

　毎日の診療業務に追われ，物理的にこれ以上スタッフに負担をかけられない，ただし掃除はもっと徹底させたい，と思うのなら，「掃除専任」のスタッフを雇ってみてはどうでしょうか？　朝，始業1時間くらい前に出勤し医院内の掃除機かけ，拭き掃除，など一般家庭の掃除の部分をしてもらう。掃除専門なので，医院内の掃除については指示しやすく，かつ清掃のことだけを考えているので大変ていねいに行ってくれます。このように，掃除担当者として一般のスタッフとは別な職種として雇い入れることも考えてみてはどうですか？

　現実に，掃除ほど「手抜き」しやすいものはない。「時間がない」「何かの時間を削らなくては」となると，できていなくても診療が遂行できる「掃除」の時間から削られてきます。確かに，オートクレーブが動かないのと違って，掃除ができてなくても患者を迎え入れることはできてしまいます。しかし私たちには，「清潔な状態で患者さんを迎え入れる」という基本的な理念があります。それを忘れないようにして欲しいものです。

B. 院内環境の整備

1. 院内環境には何があるか？

　診療室の環境を整えることは「患者さんを迎え入れる」気持ちの表れです。患者さんが心地よい診療が受けられるように，細部にわたって整備しましょう。

　①観葉植物，花の手入れ
　②待合室の設備
　③洗面台の設備
　④ホームケア用品販売コーナーの整理
　⑤鏡の設置
　⑥ユニット周りの設備（ひざかけ，ティッシュ，手鏡など）
　⑦室内温度調整（待合室，診療室）
　⑧室内照明
　⑨診療室，技工室の整備管理

2. 患者さんに印象深い院内環境とは？

①観葉植物，花の手入れ

　院内に生け花が生けられていたり，また観葉植物など生きた植物の存在は大変心を和ませます。待合室に毎日必ず生花の切花が生けられているのは患者さんにとっては大変心地の良いものです。また，花を生けてあることで患者さんから「この花何と言う花なんですか？」などと声を掛けていただくこともあり，患者さんが受付に話し掛けるいいきっかけにもなります。しかし，生けてある花が枯れたままになって

いては逆効果。それどころか反対に「いいかげんさ」を見せてしまう結果になります。

そうならないように，普段からの花の水替え，水やり，枯葉の手入れなどはまめに行うようにすべきです。

②待合室の設備

待合室は患者さんが緊張しながら時間を過ごす空間です。長く待っていても快適であり，それを「長い」と感じないそんな空間にしたいものです。

まず，患者さんの気持ちになって，また患者さんの目の高さになって待合室を見渡してみましょう。患者さんは待っている間，院内の掲示物に目を向けています。院内掲示物は見やすく，綺麗に，わかりやすく掲示してありますか？ 掲示物がはがれているようなことはありませんか？ また，掲示物の貼られている位置はどうでしょうか？

掲示物の字の大きさ。色使いはどうでしょうか？ 伝えたいことが伝わる掲示になっていますか？ また，その掲示物も「貼りっぱなし」にならないように，時々掲示物をチェックし，新しいものに取り替えていきましょう。

次に，患者さんがそれ以上長く待つ場合を考えると「気を紛らわせる材料」が必要となってきます。音楽，テレビ，本など，何か集中できるものがあれば時間が過ぎるのも結構早く感じるものです。歯科の専門誌も興味のあるところですが，やはりそこには新しい情報を収集できる新聞や雑誌，または気分転換に漫画など，その他いろいろな趣味の雑誌が置いてあると嬉しいものです。また，その本は定期的に修繕，買い替えを行い，乱雑に並べてあることがないように気をつけましょう。

とにかく何もせず，じっとして待っていることはかなり苦痛なものです。そうでなく，楽しく快適に過ごしていただけるような環境作りを是非考えてあげて欲しいものです。

③洗面台の設備

　歯科医院の洗面台は，治療前のブラッシングや治療後のお口まわりの確認と，ただ手を洗うだけのスペースでなく，「診療スペース」の一部としての役割をを担っています。

　それだけに，各医院でその工夫がなされ紙コップや滅菌歯ブラシなど患者さんが自由にブラッシングできるように設置されています。しかし，使用頻度が多ければ多いほど洗面台の周りは汚くなっています。1日数回掃除をしていかないと，より不潔に見せる結果になってしまいます。このように，せっかくの配慮が反対に不快感を持たせてしまう結果にならないように，洗面台の掃除にはチェックが肝心です。

④ホームケア用品販売コーナーの整理

　医院の窓口に何気なく並べられているホームケア用品。実際，販売が目的ではないだけに結構「やる気のない並べ方」である。医院サイドでは売り込もうとするわけでもなく，患者さんが気に入ってくれれば購入の説明をする気持ちで置いてあるわけですが，患者さんの目にはそうは映りません。

　患者さんは，院長の薦めるケア用品に興味を示します。先生が薦めるのなら，使ってみたいと思うのです。ぜひその商品に気持ちを込めて，きれいに陳列することを心がけましょう。

　そのためには，受付のスタッフは並べてある商品の使用目的，使用方法などきちんと理解しておきましょう。患者さんが興味を示してきたときに，きちんと説明できないようでは患者さんの興味を半減させてしまうことになります。また，患者さんはその製品をきっかけに受付の人と話したい，と思ったのかもしれません。そんな患者さんからのアクションを見逃さないように，きちんと受け止めましょう。

⑤鏡の設置

　歯の治療の際は口の中を見てみたい，もしくは口の周りの汚れが気になる，などの理由で患者さんは診療室，待合室において鏡を探します。診療室内，待合室など，各部屋に鏡を設置しましょう。また，患者さんのためだけでなくスタッフが自分の表情や身だしなみをチェックするためにも鏡は重要です。全身が写るような大きな鏡を設置すると，自分の歩きかたや立ち居振る舞いの確認にも役立ちます。鏡は自分を見つめ直すためにも大変良い媒体です。しかし，せっかくの鏡です。汚れていないように確認してください。

⑥ユニット周りの設備

　患者さんがユニットの周りを便利に使えるようにいろいろな工夫のなされている歯科医院があります。院内で口周りのふき取りのティッシュ，ゴミ箱，ひざ掛け，めがね置き，コート掛け，雑誌など。このように患者さんの立場になって，欲しいものが手の届くところにあるという心遣いは，大変嬉しいものです。患者さんが何を欲しているか，それを考えながらユニット周りの設備の充実を図りましょう。

⑦室内温度調整

　室内の温度調整は，待合室と診療室では1，2度ほどの差をつけましょう。
　夏，待合室は涼しく，診療室は少し温度を上げる。
　冬，待合室は暖かく，診療室は少し温度を下げる。
　患者さんは外から診療室に飛び込んできたときは，夏は大変暑いので待合室は涼しめに，冬は冷たい外の空気から室内に入ったときは少し暖かめに設定します。しかし，診療室ではできるだけ適温設定し，温度差をつけましょう。
　ついつい診療室内でじっとしていると暑すぎたり寒すぎたりで，自

分の体感温度でもってエアコン調整をしがちです。そうでなく「いかがですか？」「寒くはないですか？」と時々声をかけることで，患者さんに心地のよい温度調整に気を配りましょう。

⑧室内照明

医院内の照明のチェック。チカチカしてくる前に交換を心掛けましょう。

ついついもう少ししたら，なんて「もったいない病」が出てしまいがちですが，患者さんは上向きで寝転がり，見ているところといえば照明です。私たちが想像する以上に患者さんは照明に目を向けているのです。

院内管理業務を徹底させるポイント

1. 担当制にする

このように，スタッフには医院内掃除，整備，歯科器材の整備，保管などの管理業務があります。これらの業務も含め，「チームワークで診療を遂行」しているといいつつ，結構負担がかかっているのがリーダーとなる人です。

院長からの命令を受けるのもリーダー，それを後輩スタッフに伝え行わせるのもリーダー。しかし，よくできるリーダーほど，人を使うことができず最終的に人にやらせるより自分でやるほうが早い，となりがちです。そうなると，後につく後輩がいつまでたっても育たず，

言われたことしかできない人が増えてきます。そうならないように，新人であろうが責任をもたせる意味で「担当」を持たせましょう。

そこで管理する担当を作り，その件に関してはその担当者に直接命令がいくようにしておきます。そして，その担当は入ったばっかりの新人にも役割が当たるようにします。そうすると，積極的に業務につけなかった新人スタッフにも責任が生まれます。

また，院長に報告する機会を得ることになるので，院長とのコミュニケーションの場をもつこともできるというわけです。自分の行った業務を整理しそれを「伝える」という意味でも大変いい勉強の場にもなります。

このように自分の与えられた業務に責任を持つ機会を意識的に与えてみてはどうでしょうか？

2. どのような担当がありますか？

その担当は院内の業務の内容にあわせて考えていけばいいわけですが，その例をいくつかあげてみます。

美化係	医院内の清掃，大掃除の分担，などの管理。
緑化係	医院内の観葉植物の世話，または庭の草木の手入れ，生け花の管理。
消耗品係	事務用品，掃除用品，湯茶の消耗品の不足に対する購入，などの管理。
納品係	材料の管理，発注，受注など，歯科材料の管理。
技工係	技工物の受注，発注などの管理。
新人教育係	新人の教育に関するリーダー。

このように何かひとつ仕事を任せることで，自信が湧いてきます。また，その仕事に対し「やり遂げた」充実感を感じることもできます。

「私が居なくても同じ」ではなく，誰もが「私が居なくては」と思えるような，仕事に対する責任感を与えてあげましょう。そこで

院長から「花が綺麗だね」「医院が最近綺麗になったよ」「○○さんがよく動けるようになったよ」とお誉めの言葉をいただければ，より一層仕事が楽しくなるでしょう。

また，院長も誉めるポイントが明らかになるので，他のスタッフの目を気にせず堂々と誉めてあげることもできるようになるでしょう。

第5章

受付は医院の顔
――受付業務

第5章　受付は医院の顔——受付業務

　最近では感動する受付に出会うことがない。それどころか「こんな受付でいいの？」と思うことがあります。受付は医院の顔である。受付の顔が医院の良き顔となるように受付応対の指導に最も力を入れたいところです。

　さて，貴院では受付は専任ですか？　受付専属で採用する場合，受付，介助兼任で採用する場合，また受付兼消毒担当，などパターンはいろいろだと思います。

　しかし，「受付」はひとつのプロフェッショナルな職種です。便利だからと，受付と助手とを一度に指導しようとしますが，これでは頭が混乱し，結果どちらに対しても「プロ意識」に欠けるようになってしまいます。プロ意識を持たせることは「やる気」を引き出すひとつの手段です。医院の状況を考えた上で，可能であるのならできるだけ本人の希望する業務内容の方から教えていきましょう。受付がやりたいのか，それとも診療の介助がやりたいのか？　本人の「やりたい」業務から指導することは，仕事を早く覚えるための近道です。

　歯科の受付は医院のイメージを植付ける存在となります。

　誰でもいい，のではなくできるだけ受付に適任の人材を選びましょう。患者さんとの応対，そしてそこから，どれだけ患者さんを和ませることができるのか，また患者と院長の間を繋ぐジョイント的役割，患者さんと院長の間のコミュニケーションを活性化させること，これらは受付にとって重要な能力のひとつです。

　そしてもうひとつ受付に必要なのは「事務能力」です。経理，会計，文書の作成，外部スタッフとの連絡，交渉など，多種多様な事務的能力も養わせましょう。

1. 受付を雇い入れた——何から教えればいい？

　受付を採用した場合，一番最初に電話応対を教える医院が多いようですが，本来電話は顔が見えないわけで，その人が見習いであるのか，ベテランであるのかがわからない状態です。そのような状況の

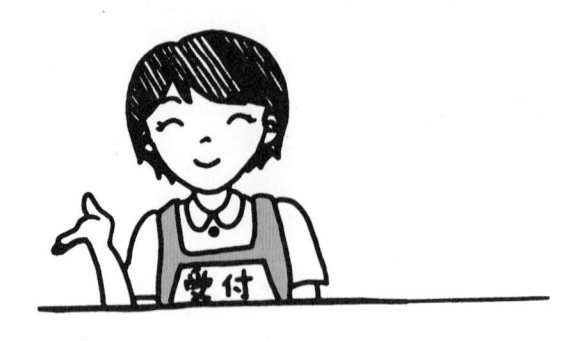

中，試しに電話に出させてから患者さんに失礼があっては取り返しがつきません。電話は簡単そうにみえて，弁解のしにくい応対です。できるだけ上手な電話応対を見せ，電話応対が本人の中でイメージづけられてから電話に出させましょう。

＜では，何から教えるのか？＞

①アポイントの取り方

　まずはアポイントの取り方を教えましょう。アポイントを正しく取れるようにするには，受付といえども「歯科の知識」を学ぶことです。まずは基本的な歯科知識を学び，そしてそこから治療の流れを知ります。このように専門知識の修習により自分が専門家であることの意識，または医療人であることの意識を高めることにもなります。そして，病名や治療の方法がおおまかにわかれば，その内容に応じた治療枠が理解できるので，正確なアポイントの取りかたがわかるのです。

②1日のカルテの流れを覚えさせる

　患者さんが来院され診察券と保険証を受け取るところから，会計が

終わり「おだいじに」のお声をかけるところまでの，受付業務，事務処理の手順をよく指導しましょう。ひとつの業務ばかり指導していたら，全体との関連がつかなくなってしまいます。例えばコンピューター入力ばかりを一生懸命教えていても，なぜ今この入力が必要なのかがわからないようになってしまいます。そのようなことでは，受付の業務がスムーズに進んでいきません。そうではなく，患者さんの診療の流れに沿って受付業務を教えていく必要があります。

2. 窓口応対で心がけることは？

①表情は明るく

あたりまえのことですが，表情を明るくするように受付に話しましょう。しかし患者さんを目の前にして，自分で暗く応対していると思っている人はいないわけで，本人は一生懸命明るくしてるつもりでしょうが，実際には「暗く」映る，という結果に陥っていることはよくあります。

そこで,

できるだけ自分の表情に気づくように，医院内に鏡を設置しましょう。鏡があると自分の表情をチェックすることができます。ふいに出た疲れた表情，そんな自分のイメージを悪く写し出す表情を時折自分でチェックすることが大切でしょう。

次に，「あなたの表情が人に伝染するのだ」ということを教えてあげてください。

例えば，二日酔いで寝不足の人がいたとしましょう。その人は，あまりのしんどさに笑うことができません。しかし，二日酔いや寝不足であることを知らない人にとっては，その人が「怒っている」「機嫌が悪い」というふうに解釈します。そうなると，だんだんその人も笑顔が向けられなくなり，表情が暗くなっていきます。そして，ついつい口調もきつくなっていきます。このように見えない場所でお互いの間

に誤解が生じ，お互いのコミュニケーションにヒビが入ることがあるのです。このように，相手に嫌なイメージを持っているために出た表情でなくとも，少し気を緩めた表情は「冷たく」感じます。患者さんの方を向いたときは，口角をあげてニコリと微笑んでもらうように話してあげてください。きっと患者さんも受付に向かって素敵な笑顔を返してくれることでしょう。まずはお互いが「話をしたい」と思うこと―思わせることが大切です。

②患者さんの目を見る

患者さんが一番不快に感じるのは「目をみない」ことです。目を見る，ということは相手を認めている証です。あなたのことを認識しています，ということの表れなのです。

また，目を見ることで相手をひきつけているのです。是非，患者さんの方に体を向け，そして目を見て話してあげてください。

そこで，

受付の目を避けるようにして話を聞いている人がいます。照れなのか，話を聞いていないのかはわかりませんが，目を見ずに聞くのと目を見て聞くのとでは認識度が違います。目を見ずに話したことは，その一部分しか覚えていません。患者さんに話したいことがきちんと理解していただけるようにするために目を合わせましょう。

「よろしいですか？」「大丈夫ですか？」などと，確認を取りながら患者さんを自分にひきつけましょう。

3. 患者教育とは？

当院で診療を受けていただく以上，医院内における決まりごと，システムをご理解いただき，そしてそれに従っていただけるように患者さんを教育していかなければなりません。とはいえ，受付において「当院の規則」をじっくりと語れるわけではなく，「遅刻は許さない姿勢」「電話連絡させる癖」などは，実際に患者さんには「話す」のではな

く「感じさせる」ことです。しかし，受付で何度も患者さんにお願いするが，なかなか従ってもらえない。応対がスムーズにいかない，予約時間に遅れたり，無断キャンセルするなどの行為が目立つなど「この医院は遅刻しても何も言われない」と患者さんに思わせてしまっては取り返しがつかなくなります。

このように，受付はどのように患者さんを教育し，行動を変容させていけばいいのか考えてみましょう。

4. 患者さんにアポイントの時間を守らせるには？

アポイントシステム，いわゆる「時間予約制」には，「あなたのための時間」を確保することで計画診療を遂行し，かつ患者さんの待ち時間も通院回数も少なくすることができるというものです。その反面，患者さんのキャンセル時に空白の時間ができてしまったり，また反対に緊急患者の診療時間をとるのにひと苦労するなどの利点欠点があります。しかし，現在では予約制をとられている診療室が大半を占めており，できるだけアポイント通りに診療が運べるように受付におけるアポイントの取り方には注意や工夫が必要となってきます。

①患者さんの立場になって

「予約」をとることは難しい。行けると思っていても予定が入ったり，予定時間に遅れそうになったりとなかなか約束の時間を守るのは大変だ。もしかしてキャンセルしなければいけないかもしれない，間に合いそうにない，などと考えると，患者さんはそれだけで歯科医院を訪れる足が重くなります。

そこで，

患者さんが無理のない予約を取れるように，最初に来院しやすい曜日，時間帯をお聞きして書き留めておきましょう。そして，できるだけ患者さんの来院しやすい時間に予約が取れるように努めましょう。そこで「次の予約ですが，○月○日○時はいかがですか？」と一方的に

聞くのではなく，「○曜日がよろしかったですね？　それでしたら○○日以降になりますが，いかがですか？」というふうに，できるだけ患者さんに希望の日時を選ばせるようにしてあげましょう。受付で「○○日はいかがですか？」と言われると，その日に来たほうがいいのだ，と患者さんは無理をしてしまいます。無理のある予約の取り方は，来院が長続きしません。そうならないように，患者さんの生活を踏まえた予約の取り方に気を配ってあげてください。

②診療室の状況に合わせて

　しかし，患者さんの希望ばかり聞いていたのでは予約の徹底は行えません。その結果，予約制といいつつ予約が守れない状況になってしまっては，患者さんに予約制であることを指導することはできません。ついつい無理な予約を取っていないでしょうか？

　ということで，ここが受付の腕の見せどころです。患者さんの都合と医院の都合をうまくドッキングさせて，診療が円滑に行えるように予約を取っていきます。

そこで，

　アポイントの取り方の基本をまとめてみましょう。
　例えば

- 同じ処置内容は重ならないように取る。
- 処置ごとにかかる時間を一覧表にまとめ分刻みで予約を取る。
- EXT，Br印象，cfは30分時間を取る。
- EXTは休日前には取らない
- 急患は比較的空きやすい時間帯に入れましょう。
- 朝一番の初診はできるだけ避ける。（受付事務が混乱するので）

など，医院内におけるアポイントの取り方の基本について，箇条書きにし受付に貼っておくなどしておきましょう。

③守れない時は

　患者教育を諦めたのなら，患者さんには予約の時間より少し早めの時間を診察券に書き，遅れてきても予約の時間になっていない，という形にすればいいでしょう。

　しかし，これからこの患者さんと一緒に頑張っていかなければならないのならこのような方法は取らず，きちんと患者さんを教育していかなければなりません。

　例えば，遅刻する患者さん。このような患者さんは時間にルーズであるのか，もしくは医院に対し「医院側の時間に対するルーズさ」を感じているかです。患者さんは予約どおりに入られているのでしょうか？　もしくは，時間どおりに患者さんが入室できているのでしょうか？　それを知るために，患者さんが来院されるたびにカルテに予約時間と来院時間を書いたメモをはさんでみてはどうでしょうか？　その時間の差を見ると，どちらがルーズなのかがよくわかります。

　そして，このように無断キャンセルや遅刻など，土壇場にならないとわからないような来院状況では，予約は成立しなくなってしまいます。そこで，患者さんに最低でも「電話」してもらうように徹底していきましょう。患者さんには患者さんの都合があります。本当に無理できない場合もあります。そこで，必ず電話を入れていただき「行けません」の一言を連絡してもらうようにしましょう。そうすることで，来ないならそのアポイント枠に急患や，他の患者さんを入れることもできるし，また前の患者さんの治療をゆっくりとすることもできるのです。院内の時間が有効に使えるようにするためにも電話をいただくようにし，そして最後には必ず「お電話ありがとうございました」と感謝の気持ちを付け加えましょう。そうすれば患者さんも「電話をしてよかったのだ」「次回も必ず電話しよう」と思えるようになるでしょう。

④医院側も守れないこともあるということを伝えるために

　急患なので患者さんに予約のお時間をお借りすることがあります。よく医院において「診療の内容によりお呼びする順番が前後することがありますがご了承ください」と書いてありますが，これは「時には医院も予約が守れないこともあります」というのを患者さんに伝えるための掲示であり，いわゆる逃げ場でもあります。しかし，患者さんがそれを目にしなければ意味がないわけで，「あなたの大切なお時間を救急の患者さんのために少しお借りすることがありますが，何卒よろしくお願いいたします」と，ご迷惑おかけしてごめんなさい，という気持ちが現れる文章を考えてみてはどうでしょうか？

5. 患者教育を成功させるには？

　受付がどれだけ徹底しようと口をすっぱくして患者さんに話しても，ただ「受付の人が言ってるだけ」と思われてしまっては，なかなか従ってはくれません。
　そうではなく，受付は「医院の代表である」という姿勢を示していく必要があります。

①院内のチームワークを患者さんに示しましょう

　患者さんは受付の発言，行動は「受付でのこと」だと思っています。受付と診療室間の連携をあまり感じていません。ですから，受付ではついつい軽々しく暴言を吐いてしまうことがあります。受付の人に対してだけならば強気に発言できます。しかし，受付は院長の代弁で，医院の代表なのです。今受付の者が話していることは「院長の言葉」である，と言い切れる説得力をもてるように，後ろ盾をしてあげてください。そして「院長も同じ考えです」という姿勢を医院全体に感じられるようにすれば，患者さんは受付の言葉にもっと耳を傾けてくれることでしょう。

> そこで，

患者さんを応対した時の発言を，先生が否定するようなことのないようにしてあげて下さい。たとえば，患者さんに聞こえるところで「君，そうじゃないよ」などと言おうものなら，その受付は院長から信頼されていない人材であると感じられます。受付の応対で気になる点などは，患者さんの目にふれない場所・方法で伝えましょう。

②患者さんを「個」として認める

人は「個人」として認められることで安心感を覚えます。患者さんに個として接するということはどういうことでしょうか？

> そこで，

私が自分を個人として見られていないと感じるのは「〇〇さんの奥さん」「〇〇ちゃんのお母さん」と呼ばれている時で。すなわち「名前」で呼ばれていないときは，私を「個」としてみてもらっていないのだ，と感じます。患者さんも同じように，「おじいちゃん」とか「おねえちゃん」などと呼ばれているときは自分を感じません。患者さんとお話しするときは必ず名前で呼びましょう。そうすれば自分という個人で，あなたに心を開いてくるようになります。

次に，「誰にでも同じ言葉」いわゆる「マニュアル言葉」で済ませないようにしましょう。

例えば，その患者さんだけに向けられた言葉。「来週の予約ですが，確か水曜日はご都合が悪かったですよね？」など，いつものマニュアル言葉に，その患者さんの生活，状況に応じた言葉を付け加えることで，患者さんは自分を特別に扱ってくれてると感じることができます。できるだけその患者さん患者さんに応じた言葉を意識的に探す癖つけましょう。そうすれば知らぬ間に患者さんの一人一人を個人として認めることができるようになるでしょう。

6. 保険証の重要性を認識させる

歯科医院に訪れる患者さんが必ずといっていいほど呈示する保険証。この保険証は保険診療を受ける上で大変重要であり、また身分を証明することのできる大切な証書でもあります。しかし、保険証を忘れてきたり、保険変更があっても報告してもらえなかったりと、保険証の重要性を理解されていない患者さんが多いのも事実です。自分では保険証に変更がないのになにもわざわざ見せなくても、と思っているのかもしれません。現在医療機関においては必ず月に1回の保険証の呈示をお願いしています。それなのに患者さんはなかなか保険証を持ってきてくれない。

7. なぜ患者さんは保険証を持ってこないのか？

①身分証明書だと思っている

患者さんは保険証を、身分証明書だと思っている。ずっと前からこの医院に通っているし、わざわざ保険証を持っていかなくても自分のことは良くわかってくれているだろう。患者さんは保険証の呈示を身分証明のための呈示と勘違いしているところがある。そうではなく、保険証は被保険者である証であり、保険診療を受診するために必要な記号番号が書かれているのである。その番号がなければ保険を適用することができないことを、示していかなければいけません。

②変更がないから

例えば再診で来院された患者さん、保険証を呈示されずに来院される人がいる。そこで、「保険証お持ちですか？」と聞くと、急に立ち上がってポケットから取り出して受付に持ってこられる。持っているが言われないと出さないのだ。

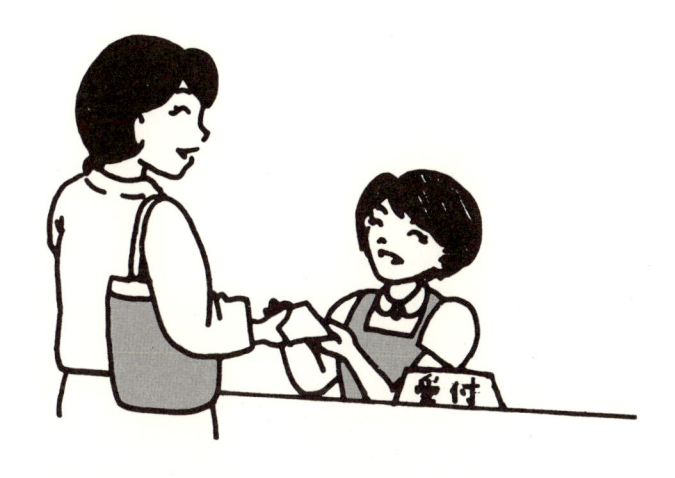

患者さんは，保険証記号番号が大切なことがわかっていても，自分では保険証を変更した記憶がないと思ったら保険証を見せる必要はないと思っている場合があります。しかし，患者さんの記憶違いで保険証の変更があったり，変更があったにもかかわらず呈示し忘れていたりということも起こっている。そこで，保険証の変更の有無にかかわらず月に1回の保険証の呈示を求めているのである。変更の有無にかかわらず保険証を呈示していただくことを最初にお願いしておきましょう。

8. 保険証を呈示させるにはどうすればいいか？

①持ってくるまでしつこく何度も言う

　私の通う内科においては「保険証お願いします」と，月が変わるごとにきちんと言われる。そして，もし忘れると「今度いつ持ってこれますか？」と問われる。次回に予約があればいいのだが，診療が終了してしまったらわざわざ持ってこなければいけないことになる。そんなめんどくさいことは嫌だ，と思えば今度から忘れないようにしようと

思う。患者さんにそう思わせるようにしつこくお願いすることが必要です。

また，確認できていない場合は「〇月〇日，保険証未確認」と書いておき，1カ月の間には電話をお入れするようにしている。これも同じで，こんなことで歯医者から電話がかかってくるなんて，と恥ずかしく感じる人は，次回からは言われる前に持っていこうと思うわけです。このように，医院側の徹底した姿勢によって，保険証を持っていかなければいけないという行動につながります。

②保険証を大切なものとして扱う

保険証は，保険診療が受けられる大切なものであるにもかかわらず，なぜか患者さんは簡単に扱っているようでならない。この保険証がどれほど重要であるのかは言葉で語るのではなく，態度で示していきましょう。

私の娘の治療で通っている大きな病院においても必ず「保険証お願いします」と言われる。しかし，見せるとすぐに「はい，結構です」とカウンターを滑らせるようにつき返される。決してつき返したわけではないのであろうが，患者さんは見せてすぐその場で戻されると，「必要でなかったのだと」と感じてしまう。そうでなく，医院側が保険証をもう少し大切に扱わなくてはいけないのではないだろうか。

例えば，保険証は，「お預かりいたしますね」といって両手で預かり「ご確認致しましたのでお返しいたします」と言って，患者さんの目を見てお返しする。目を見てお返しすることで「きちんと渡しました」ということを伝えている。目も見ずにカウンターの上に置いて「お返しときますね」では，患者さんは受け取ったかどうかの記憶も薄れる。結果，受け取った受け取っていないの勘違いにもなる。このように，受け渡しひとつで受付側が保険証を大切に扱っている姿勢を見せていくことで，保険証の重要性を伝えていかなければならない。

9. 緊急患者の取り扱い方は？

　突然医院を訪れ「痛いんですが」と飛び込んでこられた患者さん。予約制である歯科医院にとっては急患の患者さんの時間をお取りしていないため，突然の来院には困惑する。基本的に「痛い」とおっしゃる患者さんに「予約制ですので今日診ることはできません」というわけにはいかず，その患者さんの症状，痛みの感じ方，などから来院可能，もしくは診療可能な日時を決定していかなければなりません。

そこで，

　患者さんから症状，痛みの感じ方を聞き取ります。痛みや不快感を持った患者さんは気持ちが落ち着かず，イライラしています。そうした患者さんの気持ちを和らげてあげるように接していきましょう。

　まず，患者さんが「痛い」とおっしゃるのにも，その度合いや痛みの感じ方はさまざまです。患者さんにとっては痛みの感じはさほどでもないが，かなり不快に感じる人もあるでしょう。また，数日間痛みを堪えてる人もあります。その症状を聞き出すことで，急を要するのかどうか。その情報収集として，「いつからお痛みですか？」「どんな感じで痛みますか？」と，聞いてみます。患者さんに対して質問の仕方がきつくならないように，答えるたびに復唱するようにします。そうすることによって，会話に適度な間ができ，言葉も優しく感じます。「いつからお痛みですか？」「昨晩からずっと痛んでいます」「そうですか，昨晩からお痛みですか。では，どんな感じで痛みますか？」というふうに，患者さんの話を自分の中で噛み砕くように復唱してみます。そうすることで，言葉のクッションとして，同じ言葉でもやわらかく感じるのです。そして，その聞き取った情報源より患者さんの痛みを理解し診療にかかります。

　「うちは予約制ですので」
　「お待ちいただきますが，それでもよろしいですか？」

「我慢できない状態ですか？」

　急患の患者さんが来院して気分を害されるのがこの言葉です。
　患者さんにすると痛くて仕方ないので来院しているのです。それなのに，予約制だの我慢できないのかだの，はたまた「待たせるけどそれでもいいのか」と言わんばかりの言葉。
　もちろん，予約制であること，待たせること，はどんなことがあっても伝えておかなくてはなりません。しかし，最初から「予約制です」と言われてしまうと，拒否されているように感じる。患者さんを拒否しているのではなく，今の状況として伝えることが必要です。
　そこで，まずは患者さんの状況を親身になって聞いてあげた後，今度はこちらの状況について親身に考えてもらえるように話します。例えば「今すぐ〇〇様に診療室にお入りいただきたいところなのですが，なにぶん当院は患者さんと時間のお約束をさせていただいてお越し頂いております。〇〇様の時間の方を今からすぐ調整いたしまして，できるだけ早くお呼びできるように致しますので，少々お時間いただけますでしょうか」と言われればどうだろうか？　自分を受け止めようとしている，しかし状況が許さない，しかし，どうにかしようとしてくれている。そう感じませんか？　言葉とは，使い方によりいかようにも変化する。相手の気持ちを考えて少しでも患者さんが心地よく了承いただけけるような言葉を選んで使うよう工夫しましょう。

10. 患者さんの心に残る送付文書とは？

　医院から患者さんに直接お送りするはがき，一番代表的なものに「リコールはがき」があります。しかし，それ以外にもいろいろな文書の作成が受付には業務としてあります。
　このような医院名で送られてくる文書には，心のこもっていない文書が多いように感じられます。ちょっとした言葉の食い違いで，伝え

たい気持ちが伝わらない場合があります。

そんなはがきに言葉の工夫を考えてみてはどうでしょうか？

　①リコールはがき
　②キャンセルはがき
　③患者さんへのお礼状
　④治療費未払い催促状（封書）

①リコールはがき

　現在は珍しくもなくなってきたリコールはがき。以前は「歯医者さんからはがきなんて初めてだ」と，よく驚かれたものです。しかし最近では，ダイレクトメールと同じ扱いで，「また来てる」ぐらいにしか感じられていないことも多いのです。確かにリコールはがきは印刷された文面をそのままお送りするだけのパターンが多く，一瞬は「そろそろ行く時期か」とは思っていただけるであろうが，「さあ行こう」と，思える文面でないのは確かです。

　そこで，

　オリジナリティーを加えます。例えばいつもの印刷された文面には誰も興味を示さなくなる。しかし，そこに「自分宛の文面」があればどうでしょう？　例えば「その後歯石たまっていませんか？　たまりやすいようなので一度取りに来て下さいね」または「先日入れた歯はどうですか？　一度様子を見せてくださいね」などと書いてあればどうだろう。またその文字だけが手書きであったりすると，大変温かみを感じる。このように，事務的書類のようにならないように「心」を付け加えてみてはどうでしょうか？

> 歯の調子はいかがですか？
>
> あなたが治療を終了されてから約 **3** カ月が経ちました。その後歯の調子はいかがですか？お口の健康を守るためにに，一度お口の中を拝見いたしたく存じます。
> お忙しいこととは存じますが，ご都合のよい日に予約をおとり頂きお越しください。
> スタッフ一同心より待ちもうしあげております。
>
> 一度 お口のお掃除に
> お越し下さいね．
>
> ○ ○ ○ ○歯科医院
> 住所
> 電話番号

②キャンセルはがき

　キャンセルはがきとは，無断キャンセルされた患者さんに対し無断でキャンセルされたことを知らせると同時に，またご連絡くださいとお願いするためのはがきである。よくある文面に「あなたは先日キャンセルなさいました。困りました。これでは歯は治りません。これからはキャンセル時にはご連絡ください」と，おおまかな流れはこうである。しかし，私がこのようなはがきを手にしたのなら「行かなきゃ」と思う前に，「もう絶対行かないわ」と，思う。結局このはがきは「予約きちんと守ってください。このままじゃいつ痛くなるかわかりませんよ」とお説教されているようでならない。

　そこで，
　どのような文面であれば行く気になるのか。まずキャンセルはがきの一番の目的は何なのか？　来院させることなのか？　無断キャンセ

ルに対する患者教育なのか？

　いくら患者教育するにしても来院されなければ患者教育もできません。ということは、「来院させること」が目的となります。それならば、キャンセルはがきに「都合でキャンセルされる場合はご連絡いただきますようお願いします」と、書く必要もないだろう。そうでなく「突然のキャンセル心配しております。歯の状態も心配です。状況を知りたいので一度お電話ください。ご都合のよい日に予約とってください」という流れで話していけばわが身を心配してもらっている気持ちが伝わり、大変心を惹かれる。このように、キャンセルしたことよりも、それにより放置されている歯のことを心配してあげる方が先ではないかと思います。自分の歯を、自分の体を心配してくれている、そう感じると　患者さんは医院に対し、また、スタッフのみなさんに対し大変親近感を持つでしょう。

　　　　　　　どうなさいましたか？

　　先日　　月　　日予約の日となっておりましたが
　来院されなかったので心配しております。
　その後お変わりはございませんか？
　お忙しいとは存じますが、治療が途中のままですと
　痛みの出る可能性があり心配です。
　是非一度御来院いただきます様お願い申し上げます。
　そして、少しでも早く歯が完治いたしますよう
　心よりお祈りいたしております。

　　　　　　　　○　○　○　歯科医院
　　　　　　　　住所
　　　　　　　　電話

③患者さんへのお礼状

　治療の終了時，もしくはお中元お歳暮の時期になると患者さんからお菓子などを頂く機会が増えます。患者さんは受付窓口に贈り物を持ってきて「これ皆さんでどうぞ」などと手渡されますが，このように頂き物が増えると，ついついそのありがたみを忘れてしまうものです。しかし患者さんがこのようにお菓子を下さるということは「感謝の表れ」なのです。私も子供の内科などいろいろなところで治療を受ける機会があるが，お菓子を持っていくにも結構勇気がいります。「受け取ってもらえるのだろうか？」「このお菓子召し上がるだろうか？」などと躊躇する。しかし，そこで感謝の気持ちが大きければためらわず持っていくだろう。それだけお菓子を持ってこられる人は，医院に感謝しているのです。

　では，患者さんはこのようにお菓子を手渡すことで何を期待しているのか？ その後のみなさんの親切な応対？ そうではありません。患者さんはお菓子を持っていったら，それがまず院長のところに届いたのか？ またみなさんの口にあっただろうか？ 美味しかっただろうか？ と，医院側の感想を待っているのである。また，デパートより直送された場合などは「ちゃんと手元に届いただろうか」と気がかりなのです。

> **そこで，**

　目の前で頂きものを頂いたら，受付で「ありがとうございます。先生にお渡ししておきますね」と，きちんと手渡すことを告げ，そして「〇〇様より，××をいただきました」と書いたメモをカルテに貼るなどして，みんなにわかるようにします。診療室の中に入ると，院長を始めスタッフの方々に「ありがとうございました」と言ってもらえることで，お菓子がちゃんと先生の手に届いたことに安心する。

　ここまでは誰でもできること！　それだけでなく，次回来院時まで「お菓子いただきました」のメモはそのまま貼っておき，次回来院時に「先日はお菓子をありがとうございました。とても美味しかったで

第5章 受付は医院の顔──受付業務

す。あのお店はどこにあるんですか？」などと，感謝の気持ちだけでなく，そのお菓子の感想を告げてあげると患者さんは大変嬉しいものです。渡したけど，美味しくなかったんじゃないだろうか。お口に合ったかしら…。患者さんは気にしています。是非ここで一言感想を含んだお礼の言葉を伝えてみましょう。

　また，郵送で送られてくるような場合は「届きました」という確認と，「美味しかったです」とお礼の言葉を付け加える意味で必ずお礼のはがきを出しておきましょう。

拝啓
　木枯らしの季節を迎え寒さが一段と厳しくなってまいりました。みなさまお変わりなくお過ごしのことと拝察いたします。
さて，このたびは美味しいお菓子を頂戴し誠にありがとうございました。
スタッフみなで美味しくいただきました。
このようなお心遣いに感謝するとともに心よりお礼申し上げます。
寒さ厳しき折から，ご自愛のほど心よりお祈り申し上げます。
　　　　　　　　取り急ぎお礼まで
　　　　　　　　　　　　　　敬具

　　〇〇歯科医院　住所
　　　　院長，スタッフ一同

④治療費未払い催促状（封書）

　患者さんがなんらかの理由でその日治療費を支払えなかった場合で，数日たっても持ってこられないような時は，催促状を自宅に送ることで患者さんに未払いの催促をします。患者さんに悪意があるのか，ないのかはわかりませんが，受けた治療に対し支払いが済んでいないということは，明らかに違法です。そこで，患者さんに支払いをうながす文書を送るわけですが，このような催促状に対しては感情を入れずに事務的に処理すべきです。「困っています」とか「なんとかしてください」のような文章は避け，きちんとした文章で書きましょう。また，必ず封書にして送ることも原則です。

催促状

　　　　　　　　　　様

前略
　これまで何度かご請求させていただきました
平成　　年　月　　日～　　年　月　　日
までの治療（　　　　　　　　　　）
に対し，治療費，　　　　　　　円が
未払いのままになっております。
つきましては，　　月　　日までに全額を
お支払いください。
行き違い入金済みの場合はご容赦ください。

　　　　　○○○○歯科　院長　×××　×××

第6章
診療室は大忙し
――診療介助業務

第6章　診療室は大忙し──診療介助業務

　診療室は大忙し。先生の診療がスピーディーに，そしてスムーズに行えるよう補助をするのが私たちの主な業務です。しかし，診療室では聞き慣れない言葉ばかり。初めてこの仕事についた新人さんは，それだけで頭の中が混乱してしまいます。
　新人が少しでも診療介助業務が覚えられるように指導していくにはどのように進めていけばよいのでしょうか？

　アシスタントワークの指導にあたっては，とにかく「やらせる」ことが大切です。実技的な内容に関しては「反復練習」が重要となります。そこで，先輩スタッフが介助の内容を指導し，院長が現場で反復練習を試みます。このように新人指導は進んでいきます。しかし，ここに大きな落とし穴があるのです。例えば指導するものは「教えた」と思っている。新人は「教えてもらった」だけに留まり「覚えて」はいない。一方で，その先輩スタッフは自分の指導に満足し，責任が半減した気分になる。しかし，現実には「覚えていない」となると，院長から「何を教えたんだ」とお叱りの言葉をいただくことになるわけである。そうなると，先輩スタッフはその原因を新人に戻し，トラブルとなる。こうなると新人教育どころではなく，お互いのコミュニケーションにひびが入る結果になる。このように，先輩スタッフが新人教育を一人で背負い込んでしまわないように，できるだけみんなで新人教育に当たり，そのような状況の中で新人がのびのびと育っていって欲しいものです。

1. アシスト業務指導のポイントは？

　アシスタントにアシストワークをを指導するにあたり心がけることはなんでしょうか？

①新人教育はスタッフ全員で携わる

　新人教育は誰か一人の先輩に任されて，その任された人以外は口出

ししにくい，といった状況になることがよくあります。これはいろいろな人から一度にいろいろな事を教えられることで，新人スタッフの頭の中が混乱してしまわないように指導担当者が決められるからでしょう。

　しかし，そうなると指導担当者だけが指導内容を把握している状況になる。例えば，まだ根管治療の補助を教えていないのに，他のものが根管充填の説明を始めた，というのでは確かに混乱を招きます。しかし，「今日はここまで教えました」というのが，ちゃんと伝えられていれば，他のスタッフは「これは教えてもいいのだ」と明らかになるので，他のスタッフからいろいろなアドバイスが受けられ，教えるものも教わるものも「孤独感」を感じずに済むのではないでしょうか？　一人の指導者を中心に，スタッフをみんなで教育していく。このように，中心となる人物を筆頭にみんなで指導していくシステムは，仕事を教えると同時にいい人間関係が生まれ，指導がスムーズに行えるようになるはずです。

②知識と実技がつながるように指導する

　仕事というものは何でも，何回か回数を重ね反復練習を繰り返すことにより習得していくものです。歯科の場合は，実技的な部分が多いため，回数重ねるたびに体で覚えていきます。新人はとにかく一生懸命見よう見真似で覚え，やっとなんとか思うように仕事ができたと思った頃に「もう少し臨機応変に」との言葉をいただくようになる。毎日の診療に追われ，「どうして今これをしているのか」と考える暇もなく目の前の業務をこなしてきた結果です。

　これでは最終的に「院長の片腕」となって働いてもらえるようになるまでは，相当時間がかかります。そうではなく，今どうしてこうするのか？　なぜこれが必要なのか？　できるだけ理論を交えながら指導していきましょう。診療の合間の時間を利用して，滅菌消毒，レントゲン操作，レジン充填，印象，根管治療などの基礎的な知識から，理論的に説明し研修していく時間を持ちましょう。後輩に教えること

で，先輩スタッフも知識の再確認ができ，良い勉強の場にもなります。

③指導内容を明らかにする

「新人指導」は，教えるそのスタッフにしかわからない，という「見えない指導」になっていることが多い。それだけ指導者が院長をはじめ他のスタッフに信用されているということでもありますが，しかし，本当にちゃんと教えているのだろうか，どこまで進んだのだろうか，院長も他のスタッフたちも気になっているものです。ここで，是非「ホウレンソウ」を実施して欲しいと思います。自分ひとりで背負わずに，院長や他のスタッフに「報告，連絡，相談」を行うことで，みんなの協力を仰ぎアドバイスをいただきましょう。

④反復練習を心がける

反復練習の場を与える。実はこれが一番大変なのです。現実に反復練習を行えるのは診療時間内，ところが目の前には「患者さん」が待っている状態です。いくら新人だからとはいえ患者さんから見れば「立派なプロ」です。もちろん医療の場であり失敗は許されない。そうなると，大切な部分，重要な業務はなかなか行う機会が回ってこないのです。いくら新人につかせようとしたところで，院長が「代わって！」と言ってしまったら，新人もやる気をなくしてしまいます。同時に教える方もやる気がうせてしまうでしょう。確かに患者さんを目の前にして，もたもたと危なっかしい補助につかれたら……大変なことです。しかし，ここでできるだけやらせる方向で，待っていてあげて欲しいのです。指導者である先輩スタッフも自分でやるほうがスピーディーで確実なのはわかっています。しかし，彼女たちも我慢して新人を育てようと思っているのです。是非，指導者を信じて新人に反復練習の場を少しでもたくさん与えてあげてください。

⑤やる気を引き出す

　新人にとって「やる気」は，まず「スタッフの一員」となり，業務につけることでしょう。何かひとつでも自分が役立つことがないか，それを踏み台にまた新しいことにチャレンジしていく。このように，少しずつ少しずつレベルアップしていき，自分の居場所を見つけていくのです。そこで，新人が求めているのは「認めてもらう」ことでなのです。まず，自分がここにいて仕事をすること，自分がこのチームの一員となっていることを周りのスタッフに認めて欲しいと頑張っています。そこで「良く頑張ってるね」という言葉より「助かるよ」の一言が心に響きます。自分のことを誉めてもらうより，自分の行動が誰かの役に立っている，このように，存在を認めてもらえる言葉に感動するものです。新人を特別扱いせずに，他のスタッフと同じように扱われる。そのような接し方に，自分も仲間になれたんだ，という自信が沸いてくるのものなのです。

2. 新人教育，どのように進めればいいの？

①患者の立場で考える。
↓
②医院サイドの立場で考える。
↓
③基礎知識を学ぶ。
↓
④実技
↓
⑤反復練習
↓
⑥習得

> このように最初は「患者」の気持ちを忘れないように指導しましょう。そして，基礎と実技がきちんと交わるように説明していきます。それから何度となく繰り返す。

<指導例>

①まず，新人の頭の中に「歯科診療」をイメージさせるため，患者さんの目から見た受付から診療，会計までの流れを説明する。

②次に，院内側から見た患者さんの流れに沿った業務(患者誘導，器具の交換，ユニット取り扱い，消毒，滅菌操作など)について説明する。

③そして，歯式，歯の構造，口腔の組織などについて，少し歯科専門知識について説明する。

④次に現像操作，そしてその時にレントゲンについて，また防護についての知識を与える。

⑤次に，チェアーサイドワークの基本であるフォーハンドテクニック。バキューム操作の練習を行う。

⑥この頃から，時間の合間に「セメント，印象材」の練和練習を始める。

⑦その他，歯科器材の取り扱い方法を学びます。

⑧そして，治療方法別のアシスト方法について，ひとつずつ学ぶ。

⑨技工操作として，石膏注入，トリミングなどの簡単な技工操作を学ぶ。

3. 実技指導，どのように指導すればいいの？

印象材，セメント練和などの実技指導の際，どうしても先にデモンストレーションから行おうとしがちですが，現実にやったこともないことを説明されても，どこに注目して聞けばいいのか分からず，どこに注意してみればいいのかも分かりません。そうでなく，まず上手にできなくてあたりまえ，簡単に説明だけ加えて，とにかく「やらせてみる」。そして，何が難しいのかを体得してからデモンストレーションに入る。ここで練り方，持ち方の説明を聞くと，さっき自分が行った練り方とはどこが違うのか，を考えながらデモを聞くこと，見ることができる。そして，そこで再度やらせてみる。そうすると，さっき

よりも確実に上手にできるので自信がつく。また，的確な説明を与えてくれた指導者に対する信頼度も増します。それから何度か反復練習を行いながら，ひとつずつ上手に練れるポイントを話していく。このように話されるアドバイスが一般的なものでなく，自分の練り方に対して話される内容となるように，指導者はきちんとチェックしましょう。

<例，セメントの練り方>
①練らせてみる
この際，どのような状況になっても手出しは無用。
根気強く待ちましょう。
②デモンストレーション
セメントの出し方，出す場所，スパチュラの持ち方，スパチュラの動かし方だけを説明します。練り方や集め方などは，この時にはくどく言いません。
③反復練習
そこから何度か練習させます。その時に，上手に練れない原因がどこにあるのかチェックし，アドバイスしていきます。
・集められないのはなぜか？
・早く硬くなるのはなぜか？
・スパチュラの使い方の問題点。
・練板紙の動かし方
など，どこかに問題点があるはず。そこをきちんと指摘してあげましょう。そして。誉める。誉めることは「確実に進歩してる」ことを示します。
④時間を計ってタイミングを覚える
練習では練れるようになっても，チェアーサイドにいくと緊張とタイミングの時期が理解できずに，なかなかうまくいきません。できるだけ疑似体験させるためにも，セメントはチェアーサイドで練らせるようにしましょう。診療室の隅で練るのと，チェアー

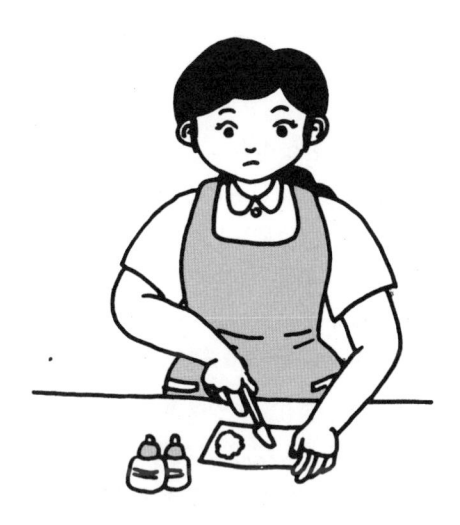

サイドでは全然違います。

⑤セメントの盛り方，手渡し方

　このように，セメントは患者さんの口腔内に装着するもので，そのセメントの盛り上げ方，手渡し方をきちんと教えましょう。せっかく綺麗に練り上げたセメントをきちんと手渡せないと，その努力は水の泡。そして次に「パステクニック」についての説明に移行する。このように流れをもって指導を進めましょう。

4. 患者の痛みを和らげられるアシストワークとは？

　アシストワークの中にで気をつけなければいけないのは，患者さんが感じている口腔内の痛みを増長させる行動です。患者さんの感じる「痛み」を増すような行動がないか，考えてみましょう。まず患者さんの感ずる痛みには，「目で見る痛み」と「耳で聞く痛み」があります。それらの痛みを感じさせないように努めましょう。

①目で見る痛み

　診療に際し使用される刃物，注射器など，目に映ってしまうと恐怖心が増加します。

　基本的にメスや注射器などは患者さんの目に触れないところで手渡されますが，実際には手渡しているのがわかるので，「何を渡しているのだろう」と，見えなくてもドキドキするものです。

　そこで，

　手渡すときは患者の死角になる場所で渡すことが基本で，渡していることを覚られないように視線を手元からはずして渡しましょう。子供はいくら器具が見えなくても，アシスタントのお姉さんが下ばかり見ながら先生に何かを渡している姿に気をとられます。

　そうではなく，子供の顔を見ながら手渡すくらいのテクニックを身につけさせましょう。

②耳で聞く痛み

　「メス」「はさみ」などという言葉を耳にすると，それだけで想像が膨らみ恐怖心がより一層増してしまいます。また，診療室は静かな空間で，ちょっとした物音やスタッフの声，また金属音には大変敏感です。器具の重なる音や物を落としたときの音，スタッフの「アッ」と言う声など，何もされていなくても痛くなってきそうな気になってくるのです。

　そこで，

　診療室内の無駄な音を減らしましょう。まずは診療室では走らないようにします。診療室内を走るような慌しさは，細かな行動に出ます。ついつい誰かとぶつかったり，また器具を静かに机の上に置けなかったりと，行動に荒さが目立ちます。診療終了時など，基本セットをシンク内にほり投げるように入れるので，そのたびにドキッとさせられる金属音が聞こえます。そこで，自分の心を落ち着かせるためにも，診療室内では走るのではなく歩くこと。そうすることで，行動に

余裕ができ，ゆっくりと一呼吸置けるようになります。忙しいときは「小走り」程度にとどめ，診療室内では落ち着いて行動しましょう。

5. 患者誘導で心がけることは？

　患者誘導の際，患者さんを「○○さん」とお呼びするのか，「○○様」とお呼びするのか。

　患者さんを「患者様」として，扱っていく以上は「様」とお呼びするのが正しいのかもしれませんが，「さん」と呼ぶことの親しみも，患者さんに心地のいいものでもあります。

　そして，そのように呼ばれた患者さんをお迎えするとき，ドアの前にたってドアを開けた状態で誘導します。患者さんにとって，このドアを開ける時の気持ちが一番重々しいものです。その患者さんが少しでも気が楽に入室できるように，ドアを開けてあげましょう。

　そこで，

　「○○さん（さま）どうぞおはいりください。」とドアを開けて待つ。

　患者さんが自分の目の前を通過時，指をそろえた手を上向きに，「どうぞ，手前のお席におかけください。」と，ユニットを指示する。

　他のスタッフたちもその患者さんの方に顔を向けて「こんにちは」の挨拶をする。

　患者さんが椅子にかけられたらすぐに，「スリッパをお脱ぎください」もしくは「スリッパはそのままで結構です」とスリッパの着脱を指示しましょう。

　「院長先生が来られるまで，少々お待ちくださいね」と伝え，お待ちいただく。

というふうに，患者さんが自然とユニットに移動でききるようにテンポある誘導を心がけましょう。

6. チェアーサイドにおける患者さんとのコミュニケーションを図るには？

よく患者さんは受付でいろいろなことをお話ししてくださいます。受付は少し先生から見えにくい場所で，本音が話しやすいようです。それに比べると診療の補助についている人は患者さんとあまり話す機会がありません。現実に診療室はバタバタと忙しそうに動いているので，話し掛けにくく，またゆっくり話を聞いてあげることもできません。しかし，患者さんは診療室内の方が緊張感が増します。できれば診察台に腰掛けたときに，なにか話しかけてくれれば大変気持ちは落ち着くものなのです。

ついつい流れ作業的に進んでいく診療に，少しでも会話が交わるようなそんな空間を患者さんは求めています。

①治療前の声かけ

患者さんが診療室に誘導されて入ってきます。「おはようございます」「こんにちは」と診療室に入るとスタッフの人たちがみんなで声をかけてくれます。そしてユニットに腰掛けると，次に先生の治療が始まるまで誰も側にはやってきません。その静かな待ち時間の間，患者さんは落ち着かず，また恐怖心も増してきます。このように，診療の始まる前の時間を利用して，患者さんに話しかけてみてはどうでしょうか？　スタッフの中には患者さんの名前と顔が一致していない人も多く見かけます。それはなぜか？　やはり，患者さんを一塊でみてしまう，○○さん個人と一対一で向き合うことが少ないせいもあるでしょう。是非このときスタッフに「話し掛ける習慣」をつけさせてはどうでしょうか？

まずは，「お痛みは出ませんでしたか？」「この間入れた歯の調子はどうですか？」など，この前の治療の後で何か変わったことがなかったか聞いてみましょう。

患者さんは治療のことで話したいこと，聞きたいことをたくさん

第6章 診療室は大忙し——診療介助業務

もっています。

　受付の人ではわからないが，アシスタントの人ならわかることもたくさんあります。是非患者さんが話しかけやすいように，こちらからアプローチをしてあげましょう。

　次に，話しの種に困ったら「キドニタチカケシ衣食住」を基本として話しかけてみましょう。

　日常会話の話しをスムーズに進めるための「話題」を頭文字をとって並べたものです。

| キ | / 季節，気候 | 「暑くなってきましたね」
「いい季節になりましたね」 |

| ド | / 道楽，趣味 | 「日焼けされてますが，何かスポーツでもされてるんですか？」
「土日はご家族でおでかけですか？」 |

| ニ | / ニュース | 「今年の首相は人気が高いですね」
「嫌な事件が多いですね」 |

| タ | / 旅 | 「先週京都に行ってきました。行かれたことありますか？」 |

| チ | / 知人，友人 | 「私の友人にこんな面白い人がいましてね」
「知人にこんな面白いことに遭遇した人がいましてね」 |

| カ | / 家庭，家族 | 「お子さんはおいくつですか？」
「うちの子が私のことを○○なんて言うんですよ」 |

| ケ | / | 健康 | 「お体お変わりございませんか？」
「少し痩せられました？」 |

| シ | / | 仕事，出身地 | 「お仕事，この時期はお忙しいでしょう？」
「私は関西の出身なんですよ」 |

| 衣 | / | ファッション | 「素敵なネクタイですね？」
「このカバンいいですね」 |

| 食 | / | グルメ | 「このあたりでスパゲッティーの美味しい店ありませんか？」
「この間行った焼き鳥屋さん美味しかったですよ」 |

| 住 | / | 住まい | 「お勤め先まで遠いのですか？」
「ご自宅の近くのあの辺りは便利ですか？」 |

このような話題を，会話の潤滑油として使ってみましょう。

②治療中の声かけ

　患者さんが診察台に仰向けに寝ていて見えるアシスタントの顔は非常に怖く映ります。真剣にアシスタントすればするほどその表情は険しく，ドキっとさせられます。私が子供の頃治療中に見たアシスタントの怖い顔は未だに脳裏に焼きついています。そんな表情を見られていることを意識しながら，時折患者さんに声をかけてあげましょう。声をかけるときは表情が緩みます。また声をかけてもらったことで安心感を覚えます。診療中はほとんどの患者さんが目を閉じた状態でじっとしているので，音や声には敏感です。「痛かったら左手を上げて教えてくださいね」の言葉に安心感を覚えるとよく患者さんから言われます。「大丈夫ですか？」「もう少しで終わりですからね」など，時

折女性の声が聞こえてくると、患者さんも心が和んでくることでしょう。

③治療後の声かけ

　さあ治療が終わりました。先生から「今日で根っこの治療が終わりましたので、次回はこの歯に冠を……………」と、説明があります。患者さんはユニットを起こしてもらいお口をすすぎます。そこで、エプロンをはずしながら「おだいじに」や「お疲れさまでした」だけでなく、もう一言添えてみてはどうでしょうか？　例えば「来週は型をとりますので、その次には噛めるようになりますね」など、患者さんに本日の治療の説明や、次回の治療の簡単な説明など、一言添えてみましょう。それには、診療後に行われる院長先生の治療の説明をよく聞きそれを復唱することから入ります。院長の説明は、早口で慌しく行われてしまいがちです。そこで、その先生の説明を横でよく聞き、復唱することで声をかけることに慣れていきます。「今日で根っこの治療が終りました。お疲れさまでした」など、声をかけてあげることで、心のこもった「ありがとうございました」という声が返ってくることでしょう。

第7章

上手な叱り方と下手な誉め方

スタッフを育てるには,「やってみせ,言って聞かせて,させてみて,誉めてやらねば人は動かじ」と,山本五十六の言葉にもあるように,人を育てるには,教える,やらせる,そして誉めるの連続である。

誉めること,叱ることは,人を指導する上でとても重要な要素です。「叱られる」ことで,自分のミスを認めそのミスの重大さを知る,そしてその対処法を学んで成長していくのです。今度は叱られないようにしよう,そう考えることで,また新しいことを学習していくのです。また反対に「誉める」ことで,自分のしてきたことが正しいことだと知る。そしてよりそれをスキルアップしようとする。このように上手に誉め,叱ることができればその効果は大きくなります。しかし,そのタイミング,方法を間違え,適切でない誉め方,叱り方をしたせいで,その効果を得るどころか,逆効果となることがあるので,誉め叱る立場の人は相手の心理面を考え,行動をおこさなければならないでしょう。

自己啓発

1.「自己啓発」の意識を持たせるには？

自己啓発とは,「自らの力で自分を高めていくこと」です。
いつまでも依存的で,院長からの指示やまたは先輩スタッフからの指示を待つのではなく,自分から進んで研修会に参加する,自分のお金で研修会に参加するなど,自分のために投資する意識を持ってほしいものです。今自分がここで働いているのも,お金のため,医院のため,患者さんのため,だけではなく,自分がここで働くことにより,自分を女性として人間として高めることができる喜びを知って欲しい

と思います。

> そこで，

①できるだけ多くの人前に出す

　いろいろな人と出会う機会を得ることで，第三者からの評価を得ることができます。例えば患者さんから「あの人いつもニコニコしてて気持ちいいわ」とか，または他院の先生から「きちんとした取次ぎのできる人だね」など院長や院内のスタッフからでなく，第三者の評価はよき励みになります。また悪い評価は自分を見つめなおす良い機会になります。

　例えば他の歯科医院に見学に行かせる，または見学に来てもらう。診療室において患者さんと対話の機会をもっと積極的に持たせるなど，たくさんの人と接する機会を積極的にもたせましょう。そうすることで，自分の仕事に自信がつき，自分の能力に自信が湧いてきます。このように，自分の能力，自分の力に関心を持たせることが，もっと自分を高めたいと思う欲求につながるのです。

②将来像を描かせる

　女性の場合，「結婚したら終わり」という意識が高く，プロ意識に欠けさせる部分を大きく感じます。プロ意識を持たせるには，今ここで働くことがどのように今後の自分にいかせるのかを感じることです。

　「是非いつか帰ってきて欲しい」もしくは「またどこかでこの仕事を続けて欲しい」と私はいつも新人スタッフに言います。そして，そのためにこの仕事の面白さをたくさん伝えてあげると約束します。このように，「ここで終わり」として働くのと，またいつかこの仕事につくんだ，という気持ちとでは全くやる気は違います。

　また，これから結婚して嫁，母となった時に誰にでも挨拶のできる女性，お姑さんや親戚の方々と気持ちよく会話が持てる女性，お手紙やお礼状が書ける女性，また気が利く女性，など歯科医院において得ることのできる素晴らしさはたくさんあります。

このような，自分の身についた応対，マナーは将来の自分の手助けになることを，話してあげて欲しいと思います。

③見本を見せる

素敵な見本をたくさん見せて「憧れの存在」「憧れの仕事」をイメージ付けさせましょう。女性の多い職場においては，「あの人のようになりたい」と思って仕事に目標を持って働くことが多いのです。そして，その憧れの人に追いついたとき，また目標が見えなくなりスランプに陥ります。そこで，自院の中だけでなく，他の歯科医院のスタッフであったり，またセミナーを聞きに行って出会った人，その時の講師など，同じ職種の中で目標となる人の仕事を見せてあげられる機会を与えてあげましょう。

新人だけでなく，ベテランになってから他院を見学するのも効果的です。

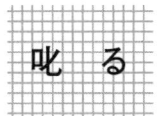

叱る

スタッフにミスが起きた。同じ事を何度も繰り返す。それをそのまま見過ごすのは，指導者としての責任逃れである。そうでなく悪いところは悪いと，正しいことは正しいと指導し，何をしてはいけないのか，何をすべきなのか教えるべきである。

1. スタッフを上手に叱りたいのだがどうすればいい？

①叱る目的を考える

叱り方にはいろいろあります。例えば冷静に話しているようであってもだんだんと言葉がエキサイトし，そのエキサイトした言葉にまた反応し，だんだんと興奮度が増してくることがある。最初は「○○し

て欲しい」と思ったのだが，最後には相手の心をも封じ，ひいては叱ったことの目的が「鬱憤ばらし」になってしまいます。このような叱り方では決して人は動きません。何のために叱ったのか，その原因となるものが改善されるような叱り方をしなくてはならないでしょう。例えば「このセメントの手渡し方，タイミング悪いだろう？　こんな渡し方でどうするんだ。印象材のときもそうだし，○○の時も，いつも君はタイミングが悪いんだ！」と叱られると，叱られたほうも，どこから直していけばいいのかわからなくなる。また，直しても今度はまた別のときに叱られるんだ，と思うと無気力になってしまう。そうではなく，今は「セメントのタイミング」のことを直させたいと思ったのならば，そのことについて，「じゃ，今度は僕がお願いしますと言ったらすぐに練ってくれ」というように，その行為をまず改善できるようにアドバイスしてあげて下さい。そうすると自然と院長とのタイミングもつかめるようになってきます。

②その時ビシッと，後でやんわりと叱る

　叱るのはその時にビシッと叱る方がいい。それも，なぜいけないのかはっきりと言うことが必要となります。感情的にならないように「○○だからいけないよ」となぜいけないかを言うことが大切です。しかし，診療室においては患者さんを目の前にして「それはいけない！」というわけにもいかないので，後で叱ることが多くなる。そのような時は，まずその場は首を横に振るアクションだけしておいて，その後で改めて叱る。だがこのように少し後になって叱る時は「やんわり」と叱ることである。叱られてから少しでも時間が経つと本人も反省する時間が持てる。本人も「まずいことしてしまった」と反省してるはずです。そこにもってきて追い討ちをかけるように，ガツンと叱ったのでは逆効果となりやすいのです。

③小さなミスは厳しく叱る。大きなミスは優しく叱る

子育てなどの場合でも，大きなミスを起こしたときにかなり厳しくガミガミと叱る場合が多いのですが，小さなミスほど再度起こしやすく，また「してはいけないこと」としての認識に欠けるのである。小さなミスはどうしても叱られる度合いも小さいため，何度叱られてもあまりこたえない。しかし，大きなミスは人に言われなくても自分で大変なことをしたことを十分に理解している。このように，小さなミスであればあるほど厳しく叱る。大きなミスほど優しく叱る方が効くのである。

2. スタッフを叱るとすぐにすねる。どうすればいいのか？

人間誰しも性格というのがある。いわゆる個性であるが，例えば「厳しく叱られても気にしないタイプ」「ちょっとした叱責でも落ち込むタイプ」など，いろいろです。気にしないタイプのスタッフなら叱った後でも，あまりしこりが残らず翌日でも何もなかったように話し掛けることもできますが，根が真面目で頑張りやさん気質のタイプでは，根にもちやすくしこりが残りやすい。この場合，特に叱る際にはきちんと理論的に筋道を立てたうえで叱ることが必要となります。叱る側が感情的になってしまうと後々まで尾を引くことになる。このように相手の性格を考えて叱り方も考えてみましょう。

> そこで，

すねるのは納得がいかないからすねるのです。ここで気をつけてほしいのは，叱る場所，タイミング，言葉，感情，これらの事を考えて，叱る前に一呼吸置きましょう。感情的に叱っては誰も聞き入れてくれません。自分の気持ちを少し静めるためにも，今叱るべきか？ここで叱るべきか？　厳しく言うべきか，などほんの少しでも考えることで，感情がおさまり筋の通った話しができることでしょう。

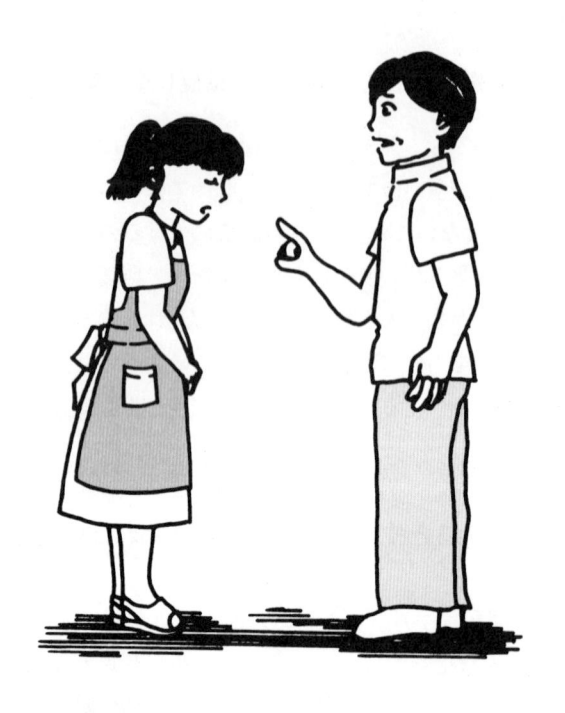

3. 叱った後がなんとなく気まずい。どう対処すればいいか？

　叱った後は叱られた者と叱った者の間の親密度はかなり低下します。その中で、そのままほっておくのではなく、その後のフォローが大切となります。
　叱られた後、スタッフの方から院長に対し普通に話し掛けることは少ない。というのも、上の立場の者から叱られて下の者が気軽に話し掛けるようでは「反省してないのか」と逆に叱られそうに思うのです。また、「また叱られるのでは」という恐怖心も大きくなっています。そうなると、時間が経つのを待つか、もしくは叱った方、つまり院長の方から言葉をかけてあげて欲しいと思うのです。また、話しかけなければいけない状況作りをしてあげてはどうでしょうか。これは「機嫌どり」でもなく、「謝る」のでも「機嫌をとる」のでもなく、「その事に対しては叱ったが、他のことに対して君に文句はない」といった態度を

見せて欲しいのです。叱ることで何もかも否定されたと思いがちな人ほど，すぐすねます。そうでなく，叱ったことは叱ったこと。認めるべきことは認めること，と示すことが必要でしょう。

4. 女性スタッフを叱るときの注意点は？

①他のスタッフと比較して叱らないこと

　男性と違い女性は誰かと比較されることでやる気をなくしやすい。「〇〇さんはよくやってくれるのに」なんて言葉を出されると落ち込んでしまう。男性のように，競争心をかきたてようとしても，なかなか難しい。比較されることで，自分の能力のなさを感じたり，自分に対する信用度の低下を感じてしまう。

②人前で叱らないこと

　人前で叱られることは大変プライドが傷つく。見せしめのようにみんなの前で恥をかかされると，かなりダメージが大きい。そうならないように，できるだけ注意するときは他の人にわからないように，裏で叱るようにしましょう。

③仕事に関係のないことを叱らないこと

　例えば診療中眠そうにしていたスタッフがいたとする。それを見かねた院長が「夕べ遅くまで起きていたのじゃないのか！」と叱る。これは彼女のプライベートなことに立ち入った叱り方であり，このように叱られると「そんなこと関係ないじゃない。院長だって……」となり，注意されたことを聞き入れる状況でなくなる。そうではなく，「そんな不健康な表情，医療人として患者さんに見せる顔じゃないよ」というように，なぜいけないのかをはっきりと示した上で叱るべきであろうと思う。

誉める

　誉める，ということは心理学的に「自尊感情」を高めるひとつの方法である。つまり「自尊心」を高めることであるが，自分では誉めたつもりでも相手には「またお世辞を」とられることもよくある。それは誉め方に問題があるのであろう。

1. 誉めてるつもりだが効果がない。どうすればいいのか？

　きっとそれは「つもり」だからでしょう。誉めるのは心から誉めなくてはいけません。とってつけた言葉で誉めようとしても，なかなかうまくいきません。誉めるときは「その人の良いところを，そのままの言葉で表現」しましょう。あたりまえのことなのですが，どうしても単純に「上手になったね」と誉められても素直に喜べません。なぜなら，私でも私でなくても同じ言葉，同じ表現だからです。そうでなく「スパチュラの使い方が上手だね」「トレーへの盛り方がうまいね」と言った感じで，その状況の中で「上手」である部分を具体的に示すことです。また，誉めるのにはタイミングが大切です。感動した一瞬に誉めることで，その想いはそのまま伝わります。しかし後で誉めるときは，よほど上手に表現しないことには，時間が経った後だけに「考えて誉めたのだ」と感じてしまうので，素直にその言葉を取り込めなくなります。このように誉めることは，想いをそのまま表現すること，タイミング良く誉めることに大きな効果が得られます。

2. 誉められて嬉しいのはどんなとき？

　誉められて嬉しいのは明らかに成功したときです。自分でも完璧に

第7章　上手な叱り方と下手な誉め方

成功した，と感じたときは是非誉めて欲しいものですし，素直にその言葉に喜びを感じるものです。反対に小さな成功は，認識したことを示しましょう。小さな成功におもいっきり誉められると，それを反対に嫌味に感じたり，そう思われていないのに励ましてくれているのかと勘違いします。そうではなく，誉める時は誰もが認めた大きな成功に対して誉めてあげましょう。

3. 他のスタッフの手前，なかなか誉めることができない。どのように誉めればいいか

　女性の場合，誉めるのも叱られるのも公の場で行わないほうがよい。いい事だからみんなの前で誉めてあげたいと思うかもしれないが，そのスタッフを誉めることで反対に「私たちにはできてないということ？」と，他のスタッフが比較された気持ちになる。
　誉めるときもできるだけそのスタッフと二人になった時，もしくは呼び出して誉めてあげましょう。院長に呼び出される時はいつも叱られるときばかりではなく，誉められるときもあると分かれば，スタッフも院長の呼び出しにドキッと驚いたりせず，素直に受け止められることでしょう。

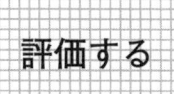

評価する

　診療所で働く者には，誉められたり叱られたりしながら新しいことに目を向け，自分のやる気を保ち働いています。しかし，自分では良く頑張ったと思っても，それを誰にも評価されないとなると，それ以上の効果は得られなくなります。やはり人は自分の行ったことに，「正しい」または「良かった」と評価してもらってこそ，レベルアップ

していけるのだと思います。

そこで，適切なタイミングでもって適切な評価が成されるようにしていかなければなりません。まず，スタッフに対し表す評価には，「見える評価」と「見えない評価」があります。人は誰しも，自分の仕事に対する評価に「見える評価」を求めています。認めてもらえたことをきちんと表す「答えのはっきりとした評価」である。それに対し「見えない評価」は，心の満足度といえます。見えない評価は，ある程度「見える評価」が満たされなければついてはこないのです。

1.「見える評価」とは何？

見える評価とは，数字で表すことのできる評価です。すなわち，社会人となり表されるようになった数字とは「報酬」でしょう。月々の報酬またはボーナスに，自分の仕事の頑張りや努力が数字として表れる。支払う側，すなわち院長からすると，お金，お金とウンザリするように思われるかもしれませんが，現実に働く者にとってはお給料を頂く時が自分への評価を一番に感じるときなのです。単純ですが，たとえ何百円でも何千円でもお給料が増えていれば，前の自分より今の自分の方がいい仕事ができたのだ，と満足感を得ることができるのです。

逆に，給料が少なくなった場合は院長の自分へのマイナス評価を強く感じることになります。

現実に院長も「働きが悪い」と感じたスタッフに対し，他のスタッフと同じお給料を出すことに抵抗を感じるはずです。そのように，報酬は少しの金額の差で「評価」が知らず知らずのうちに出てくるのです。

ということは，報酬とは「見える評価」でもあり，「見せる評価」でもあるのではないでしょうか。

2.「見える評価」の表し方は？

①個人評価

＜例えば個人を評価する場合＞

　a．昇給額

　昇給で評価をきちんと表すためには，まずきちんと決められた月に昇給することが必要です。同じ月に昇給されることで，何月の給料は昇給月だとわかれば，その月を目標に頑張ることができます。そうすることで，「よい評価を得たい」と思うスタッフの気持ちを刺激することができます。

　例えば，昇給をしない，もしくは昇給は不規則でいつ昇給するのかわからない，という場合は，どこまでがんばれば答えが出るのかわからないのでやる気が半減します。

　まず昇給月を明らかにし，いい評価を与えるときは数百円でも上げてあげる，またいい評価がなされないときは昇給の据え置き，などと評価をつけていきましょう。

　b．ボーナス

　これは基本的に何カ月分と決まってる場合が多いです。今の時代そうでなく歩合制にすることも必要なのかもしれません。しかし，歩合制の場合はきちんとした評価表を元にボーナスの査定が必要となってくるでしょう。ひとつ間違えば，スタッフとしてそれがやる気を促したつもりが，反対に嫌気につながるかもしれません。ボーナスに対しては基本的にきちんとした額を出される方が，スタッフの意欲は安定しているように感じます。昇給時と違い金額の大きいボーナスですから，スタッフのボーナスに対する期待も大きいためトラブルにつながる危険性は大きくなります。

c．特別手当

特別手当に対しては，その月の仕事に応じて出すことができます。例えば，今月退職者が出たためスタッフの人数が少なかったとき，また時間外業務の多かった月などに，スタッフに対して「ありがとう」の気持で付けることのできる手当てです。このような院長の心遣いにスタッフは感謝するものです。

②チーム評価

歯科診療において業務の遂行はチーム医療です。だれか一人の力でもって患者数が増えたわけでもなく，またスムーズに診療が流れたわけでもありません。となると，スタッフのチームワークに対して平等に与える「チーム報酬」というのはどうでしょう？

例えば，1日の患者数に対して，またはリピートする患者数に対してチーム料としての報酬を与える，または月々の請求点数に対して，または自費請求額に対しての手当てを与えるのです。1日の窓口点数が○○点を越えたら…とか，月々何万点を越えれば…，というように，院長の喜びをスタッフも共に感じられるようにしてみてはどうでしょうか？　その際，月々の個人の給料に反映させるのもいいのですが，それでは院長の支払う全体の金額が高くなってしまったり，また反対に個々のスタッフに与える金額が些細な金額になってしまうので，場合によってはスタッフ全員の報酬としてスタッフルームの貯金箱にチーム料を出してみるのもいいでしょう。スタッフのお菓子代やお茶代に使ってもらうことで，スタッフのコミュニケーションのきっかけにもなることでしょう。

3.「見えない評価」とは何？

この仕事をしていて楽しいのは，たくさんの人と出会い，そして接していくなかで知らず知らずのうちに仲良くなって，文字や数字で表せない満足感を得ることがでることです。この「心の満足」が得られる

第7章　上手な叱り方と下手な誉め方

から辞めずに続けてこられたのだと今でもそう思います。よくスタッフのみなさんが「患者さんからのありがとうの言葉が一番嬉しい」と言います。人から感謝されることは大変心が満たされるものです。そしてこのように心が満たされることによって，また人に対しても優しくなれるものです。このような，心の満足感が気持ちを満たしてくれることで，また頑張ろうという気持ちになれるのです。

　そこで，私達スタッフが待っているのは院長からの「ありがとう」の言葉です。よく働いてくれてありがとう，患者さんに優しくしてくれてありがとうなど，院長からいただくさまざまな「ありがとう」の言葉は，目に見える評価よりも効果は大きく，給料が高いことよりも先生に感謝されている，信頼されている自分に安心感を与えるものです。

第8章
優れた指導者！
いるといないでは大違い

さて、新人が入ってくると今まで一番後輩だったスタッフも、組織の中では「上司」と呼ばれる存在となります。「自分ではまだまだ何も理解できていないのに人に教えるなんて」と戸惑っているスタッフも多いはずです。しかし、現実に新人が入ってきた時点から、先輩としていろいろな質問に答えていかなければなりません。そして、新人スタッフが指導を受けると同時に、先輩という立場にたったスタッフも、同じように教え方を学んでいきます。このように何度か繰り返し新人教育に携わることで、先輩も「新人教育の指導者」として育っていき、新米の指導者だったスタッフも、「ベテラン指導者」に育っていくのです。

1. どうすればいい指導者を育てることができるか

①指導者を信頼しましょう

院長がどれだけ指導者となるスタッフを信用しているのでしょうか。院長が「大丈夫かな？」といった不安な態度で接したり、ついつい手や口をを出してしまうと、指導者は自分への期待のなさを感じます。院長が信頼してくれることを感じると、できるだけそれに答えようとするため努力します。ですから、できるだけ手や口を出さずに「任せる」気持ちで接しましょう。

②不満を聞いてあげましょう

不満、と一言で言ってもこれは「指導」に関することです。是非指導者の不満を聞いてあげてください。指導をすすめていくと、どのように教えたらいいかわからなくなり、行き詰まってきます。そんな時はできるだけ話を聞いてあげる必要があります。ちょっとした悩みのはけ口があれば気分を変えることができます。しかし女性の場合、悩みを打ち明けるつもりが、ただの愚痴になったり個人攻撃になったりする場合が多いので、このような会話にならないように気をつけましょ

う。行き詰まりを感じている時は「アドバイスをもらうこと」よりも「自分の考えを聞いてもらうこと」が，一番いい解消法となります。決して「こうしなさい！ああすればいいんだ」とアドバイスをするのではなく，うなずきながら聞いてあげることが大切です。うなずいてもらえるだけで，自分の考えを自分の中で整理し，自分で乗り越えていくのです。大体不満というものは吐き出してしまえばすっきりします。スタッフが愚痴を言える院長の存在は，大変素晴らしいものです。是非，時にはスタッフのおしゃべりの相手でもしてあげて欲しいものです。

③できるだけ待ちましょう

　これが一番根気のいることですが，できるだけ指導者を信じて待ちましょう。「まだ覚えていないのか」とイライラしたり，ついつい指導者に当たったりしないようにしましょう。人を育てることは大変なことです。そして，なかなかすぐ効果の表れるものではありません。ついつい指導者がその責任を背負ってしまいますが，ここでその責任を問われたのでは，指導者は今までの時間が全く無駄であったと後悔し，院長に対する不信感はどんどん募っていってしまいます。

2. 新人指導，院長の携わり方は？

①OJT（On The Job Training）

　基本的に指導の全般は指導者をはじめスタッフに任せておくとして，そこで院長はそれをどのように接していけば良いのか？
　診療室内のアシスタントワークに際して院長の役割は主に「実技指導」となってきます。指導者が補助の仕方を説明する，そして院長が実際の患者さんの前で補助につかせる。このことの繰り返しでスタッフは実技を習得していくのです。しかし，そこで指導者がよく不満に思う事に「新人をアシストにつかせたいのだが，すぐ院長に『他の子と

変わって！』と言われてしまう」そうなると，せっかく指導がうまく進んでいても，実地で実習できなくては実技は習得できない。OJT (On The Job Training) いわゆる「職場内教育」でもって，新人は実技を習得していくのです。是非，診療現場における新人指導の機会を少しでも多く持たせてあげましょう。

> ### OJT (On The Job Training) とは？
>
> OJTとは仕事に即した教育，仕事上においての教育訓練の意味を持っています。
> 具体的には仕事に関連した能力（知識，技術，態度）を，明確な計画と目的を持って管理者や先輩が部下，後輩の指導をすることをいいます。

②時間を与える

次に，指導者に「指導に必要な時間」を与えてあげてください。指導するのに必要な時間，指導に必要な資料を作る時間，指導が成功するまでの時間など，指導する今までの業務にプラスして「教える時間」が必要となってきます。診療の現場においては，今教えなきゃいけないこと，今話したいことがたくさんあります。「後でまとめて」となってしまっては，理解しにくくなります。現場におけるOJTが行われるのと平行して，基本的な歯科知識を合わせて話していくことも必要です。そのために必要な資料，もしくは教える時間などに必要な「時間」を与えてあげてください。教えろ，時間はない，では誰もやる気が起こりません。例えば診療時間の空き時間に「勉強しておいで」と，診療外の場所で指導を受けられる時間を設けてあげましょう。そうすることで，院長も新人の指導にあたってくれているのだと，指導者も安心できるものです。

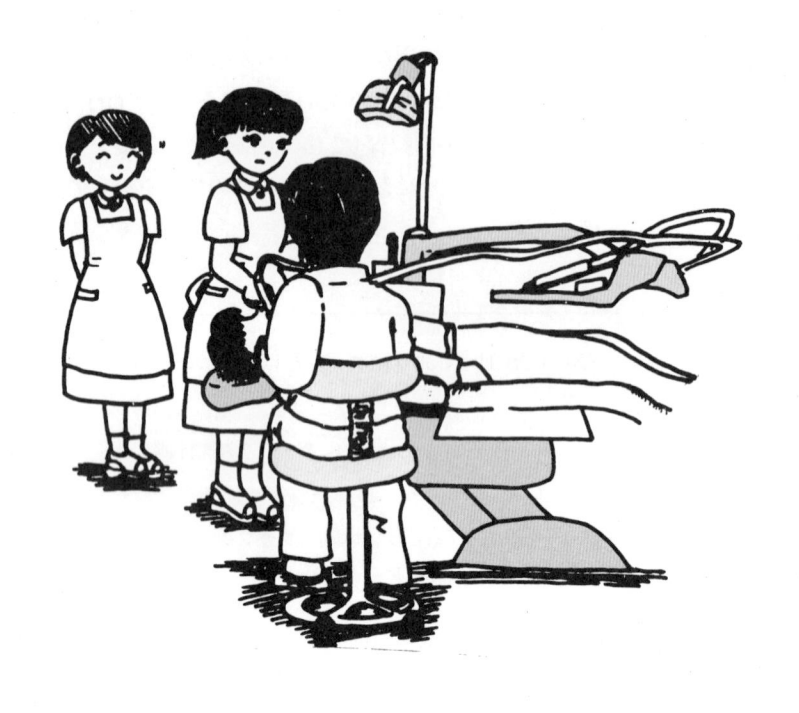

③報告を受ける

　指導はほとんどが新人と指導者の間で目に見えない状況下で進んでいきます。「信用して任せる」と「放任」の違いは，その報告をきちんと受けるところにあります。任せた，といいつつも，その状況を時折把握することが必要です。指導者から「今これだけのこと教えてきました」または，新人からレポート提出を求めるなど，院長に話していくことで指導者も自分の教えたことを，また新人も自分が教わったことを確認するいい機会になるでしょう。また，そのような形で参加することで院長も指導に携わっていきましょう。

3. 指導を進めやすくするためには？

①スタッフの協力——みんなで育てる

　前述したように，指導するものが一人で指導を担うのではなく，基本的には指導者が筋道を立て，その筋道に沿ってみんなで新人を育て上げる姿勢を忘れないで欲しいのです。「周りがあんまり意見しすぎるとよけい混乱させるのでは…」と，遠慮しているスタッフも多いようですがそうではありません。そう言葉ではいいつつも，結果は人任せにして逃げているだけでしかありません。新人はできるだけたくさんの人から話しかけてもらい，たくさんの人と接触することで気持ちを和らげることができるのです。指導者だけしか自分に仕事を教えてくれない状況の中では，新人は孤独感を持つことになります。指導者だけでなくほかの人からも，同じ事を何度聞いてもいいと思うのです。何回か反復して聞くことで頭の中に入っていくものです。

②新人の姿勢——新人に指導を受ける姿勢を教える

　ここで新人が「受身」にならないように，新人自身にもその認識をもたせることが必要となってきます。基本的に周りが一生懸命になれば新人もそれに応えようとしますが，それだけでなくもっと前向きに自分を育て上げようとする姿勢が欲しいものです。

a. 自己健康管理

　大変基本的な事項となりますが，まずは健康であることです。これから歯科医院において一スタッフとして，仕事を教わるものとして，自分の健康状態が維持できないようではいけません。今病気になって一日でも休んだら損をする，というくらいの気持ちでもって，病に負けない気力が必要です。それには医院全体の中に「無遅刻無欠勤」の空気がなくてはなりません。先輩はよく休む，院長はよく遅刻をするで

は，後に育つ新人も「何かあったら休めばいい」といった気持ちを持ってしまいます。医院の中でそのような「逃げ場」を作らせない雰囲気は大切です。

b. 話の聞き方

これから新しいことをひとつひとつ教えてもらう立場として，人の話を聞く姿勢を考えさせましょう。人が話しているのに顔を上げずに，うなずきもせず，体を引いているような状態で話を聞くようでは先生や指導者の「教える意欲」を低下させてしまいます。少しでも多くのことを教えてもらえるように，院長や先輩の方々の話を聞くときは，きちんと相手の方に体を向けさせるようにし，目を見て聞くように指導しましょう。そのためには，もちろん話す方も相手の目を見て話さなくてはなりません。目を見ず何かの片手間に話したりするようでは，教えるものの誠意が伝わりません。新人が顔をきちんと上げられない状態であったら，覗き込んででも目を見ましょう。人の目は心の入り口です。目を見て話すことで，相手の心がこちらを向いてくるのです。

③院長の評価―院長の指導者に対する評価

「彼女を君に任せるから，いろいろ仕事を教えてやってくれ」と新人を任されたスタッフは，「私を信頼してもらえた」と最初は満足して仕事を教えていくのですが，実際教えてみるとなかなか時間もなく，教えたのに覚えてない，できるとかできないとかの苦情が戻ってきます。現実に，今までのアシスタントワークがオーバーワークとなっている上に，新人指導という大役が上にあぐらをかいて乗っているような状態です。このような状況の中で，自分の仕事に対する評価がきちんと返されれば，一日一日心のリセットをしながら頑張れるのです。

a. 心の評価

まずは心の評価として「感謝」してあげてください。実際院長が診療の合間に一人のスタッフを育て上げるということは不可能なことです。その院長にできない部分を手伝ってもらってるという気持ちで接してあげてください。スタッフというのは，院長から「ありがとう」と言っていただけるだけで，大変嬉しく感じているのです。その言葉で，疲れていた気持ちもリフレッシュされるのです。「言わなくてもわかるだろう」ではなく，是非ここで一言「ありがとう」なり「ご苦労さま」の一言が欲しいものです。

b. 金銭的評価

前にも話しましたが，実質的に頑張ったものが「お金」となって帰ってきてこそ，自分の仕事にいい評価が成されたと確認できます。例えば新人指導の大変な時期だけ，「特別手当」としていくらかの手当てをつけるなど，評価をお金で表すことで感謝の気持ちを伝えてみればどうでしょうか？

4. 年上の後輩を育てるにはどうすればいいか？

基本的に仕事において年齢は関係ありません。いくら年下でも先に医院に入り仕事を身につけたものが先輩であり上司です。指導する者と指導される者の中に，その意識をまず植え付けなければいけません。しかし，女性は年齢差を大変気にします。気にしていないように見えても，ちょっとした「注意」ができなかったりすることで，心のどこかに「遠慮」が生じてしまいます。このように遠慮してしまうのは，自分が相手より劣っていると感じるとき，もしくは相手のほうが勝ってると感じてしまうときです。「私よりあの人の方が知っているかもしれない」「間違ったことを教えているかもしれない」といった自信のなさのせいで尻込みしてしまい，指導が思うように運ばない結果につながります。

新人とはいえ年上であるならば，人生経験はその新人の方が豊富であることは素直に認め，その部分では「教わる」気持ちで接していくことで，上手に自分を高めていって欲しいと思います。

第9章
歯科医院は院長とスタッフの二人三脚

女性陣の中に男性がひとり，その上，利害関係があり，年齢差も年々大きくなるスタッフとのコミュニケーションを，先生はどのように取られていますか？

できるだけ会話を持とうとしても，診療時間以外でゆっくり話をする時間もない，また話のきっかけをつかむのも大変な状況の中，だんだん院長とスタッフ間の会話が少なくなり，まるで老年夫婦のように，何も言わなくてもわかる，といった空気が流れてきます。しかし，「言わなくてもわかる」のは仕事上でのパターン化された動作であり，何もかもわかろうなどとは無理なことなのです。

お互いの間の会話がなくなると，意思の疎通を欠き業務の遂行すら大変に感じるようになります。このような状況の中で，院長とスタッフはどのようにコミュニケーションを図っていけばいいのか考えてみましょう。

1. スタッフが思うように動いてくれない，どうして？

院長が「○○してくれ」と指示しても，してくれない，また半分もできていない，などと嘆かれる先生方が増えたように思う。して欲しいことを頼めない，など「スタッフが自分の思うように動かない」ことが多くなってきたと感じておられる先生も多いはずです。なぜそのようなことが起こったのでしょうか？

①満足感の低下

人と比べ，他院と比べ，他職種と比べ自分が何か「損」していると感じるようになると，なかなか今の自分の置かれている状況に満足できなくなります。金銭的なこと，時間に対すること，人間関係などいろいろな面での自分を何か他のものと比べ不満に思い出したら，「やめたい病」の初期症状です。物事をマイナスに感じる，それは自分が満足感を得られなくなってきている証拠でしょう。

②仕事に対する慣れ，向上心の低下

　仕事がわからない間は，仕事を覚えることに一生懸命で「不満」に感じる余裕がありませんでした。しかし，だんだん慣れてくると，自分が偉くなったのだと勘違いしているスタッフを多く見受けます。「私がいないと院長仕事にならないじゃない」，このように感じるようになったら，人の指示など聞く耳を持たなくなります。

③院長に対する不満，信頼性の低下

　院長のルーズな部分，また仕事に対する考え方の違いなど院長の行動に対し不信感を抱くようになり，院長に対する尊敬心をなくしてしまうと，院長の言われることや行動のひとつひとつに不満をもつようになります。院長のことを尊敬し信頼してこそ，私たちスタッフは院長のために，医院のために何かしたい，してあげたいと思うようになるのです。

2. コミュニケーションのとり方の失敗例

　スタッフがこのようにいろいろな面で不満を感じるようになると会話も減り，業務上にも支障をきたすことになります。そこで先生はスタッフとのコミュニケーションを取る上でいろいろな対策を考えます。しかし，その対策もうまく行わなければ反対にスタッフから反感を買うことになりがちです。ここでどのような対策が考えられるでしょうか？

①食事会

　食事を囲んで多少のお酒を交えながらの空間であれば，お互いが心を許しもっと気楽に会話がもてるだろう，と定期的に食事会に行く医院がありますが，はたしてそれをスタッフが快く思っているかは疑問

です。「無理やり行かされてる」とスタッフが思っていたとすればそれは大失敗です。また，他に予定が入っていたからと断わるスタッフが出てきた場合，「彼女は休んだ」とか，また，行くか行かないかで，スタッフ間のトラブルの原因になることもあります。しかし，「行ける人だけでいいよ」というふうに消極的に誘ったのでは何のために誘うのかわからなくなり，その結果，ほぼ強制的に誘う形となりやすいため，スタッフの中に新しい不満を生む結果になりやすいのです。

②ミーティング

みんなで意見を出し合い，その中でよりいい医院を作り上げたい，と考えて行われる院内ミーティング。スタッフ側から連絡，徹底しておきたい事項を伝え合ったり，業務が円滑に行われるように患者さんについて，または業務についていろいろな意見を出し合い，いい方法を考えるために進められてきているわけです。

しかし，ミーティングではなかなか意見が出ず話が進まない。また

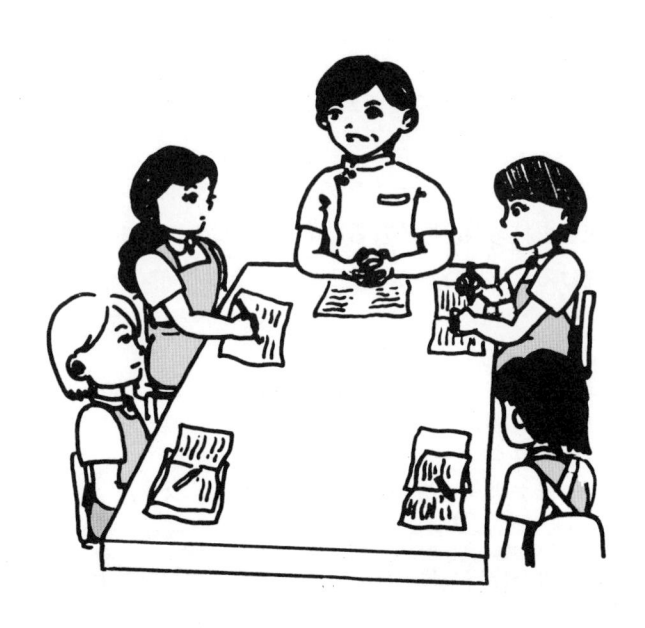

は，みんなが自分の立場で意見を言いすぎるため，反対に人を傷つけたりストレスを感じさせてしまうこともある。また，スタッフが良いと思って本音で言った意見が，きちんとした説明がなく却下されるようなことがある，など，だんだんとスタッフが話しにくいミーティングになってきていることを感じる。そうなると，なかなか効果的な意見が出ないまま，実質的には意味をなさない形式的なミーティングになりがちです。何のためのミーティングなのか，もう一度目的をはっきりとさせる必要があります。

③院内旅行

院内旅行で起こしやすい失敗例は，費用負担の件，または院内旅行前後の休暇についてです。無理な予算，無理な日程により，帰ってきてからの肉体的苦痛や，金銭的負担が残る場合があり，旅行がいい思い出として残らなくなってしまうことがあります。できるだけ，スタッフが少しでも休める日程の調整，または金銭的配慮をしてあげて欲しいものです

3. どうすれば失敗しないのか？

どうすれば，食事会やミーティング，旅行などの際にスタッフが心を開いて，思いを打ち開けてくれるのであろうか。できるだけスタッフの本音の聞ける状況に持っていけるのか，そのポイントをあげてみましょう。

①食事会

a. 突然誘わないこと

まず，食事会は突然誘わないようにしましょう。スタッフを誘うときは基本的に1カ月前に声をかけてあげて下さい。突然，もしくはギリギリに誘った場合は，全員が揃わないと想定しておいた方がいいでしょう。また，日程はわざわざ土日に出て来なければならないような

ことは避けましょう。スタッフの中にはすでに予定が入っており，食事会をどうしても断らなければならない場合もあるかもしれません。そのような時，そのスタッフを責めるような発言をする院長を見受けますが，こんなときこそ寛大なところを見せて欲しいと思うものです。

　何を優先するのか，院長はそこを問いたいところであろうと思いますが，食事会は基本的に本人の自由であり強制できるものではありません。院長の言葉＝命令，となり得る状況を理解したうえで，スタッフを誘いましょう。

b. できるだけ軽く考える

　次に，基本的に予定は院長の方から日程候補をあげ，できるだけみんなの出てきやすい時間，場所を考えましょう。食事会とはいえ，夕食にばかりにこだわらずに，軽くその場を設定することも必要です。例えば美味しいランチを食べに行くというのはどうでしょう？　また，場所的に遠くなると，そこまでの交通手段，交通費はどうなるのかと問題も出てきます。「食事に行こうか？」「そうですね」と，近場で軽くランチでも，なんて感覚がスタッフには一番受け入れやすいものです。

c. たまには雰囲気を変えて

　たまには雰囲気を変えて自宅に招いてみてはどうでしょうか？　奥様の手作りにこだわらず，店屋物でいいのです。院長の生活観が見えてくると院長に対する距離感が近づき，話せなかったスタッフも話しやすく感じるものです。また奥様から院長の意外な面を聞くなど，思わぬ会話がはずむものです。

②ミーティング（＝議事）

a. ミーティングの目的を明らかにする

　「今日ミーティングだって。何言われるのかな？」ミーティング前の

スタッフの間にはこのような会話が飛び交います。院長にとっては個人攻撃などする気は全くないのに，なぜかスタッフ中には「責められる」という意識が高いようです。ミーティングは院長の言いたいことを伝える場ではなく，また，スタッフからの不満を聞く場でもありません。基本的に「患者さんにとってより良い環境」を作るための話し合いです。そこを間違えないように，「患者さんのために何ができるか，何をすればいいか」を考えていくのが本来のミーティングのあり方ではないでしょうか？

　そのためにまず「議事案」の作成をしましょう。ミーティングの数週間前にスタッフに議題を提議してもらい，議事案を作成しその案に沿って話しを進めていく。そして，最後には「議事録」としてその内容を残す。こういった議事の形をとることでスタッフに対し「会議」としての形を示しましょう。

b. 院長はオブザーバー

　本当にスタッフに意見を聞きたいのであれば，ミーティングは司会進行，書記ともスタッフに任せた方がいいでしょう。そして，院長は議題の提議だけとしオブザーバーとして参加しましょう。自分の言いたいことをいうミーティングにするかしないかはここで決まります。また，新しくミーティングをはじめようとする時は，最初の1，2回はスタッフだけでミーティングを行わせ，まずスタッフ自身に雛型となるミーティングの形を作らせましょう。院長は後で報告を受ける。これはもちろん徹底させましょう。

　なかなかミーティングが進行していかないような場合は，あらかじめ院長からテーマを与えましょう。例えば「待ち時間が長い。問題点と改善点を話し合ってください」などと話の方向をつけてあげることも必要です。発言はできるが，議決権や発議権はない，そのような立場で上手にスタッフに話させる雰囲気を作りましょう。

c. ミーティングの時間

　ミーティングにはかなりの時間を要します。ほとんどの場合，午後休診の時間を利用して行う場合が多いのですが，スタッフとしては「休み」を医院のために拘束されるのは不満でしょう。「患者さんのため。医院のため」であって，直接自分の得になることがすぐには返ってきません。そこにスタッフにとってメリットとなること（言いたいことがある。いい案を出すと仕事がしやすくなる）など，院内のために前向きに考えてくれる人ばかりならいいのですがそうとも限らず，ミーティングに出ると損が多い，と感じてしまうスタッフも少なくありません。

　実際，医院のために意見を出してもらうわけなので，午後休診の日の1時間でも患者さんの予約を早く切り上げて，少し遅くなってでも午前中のうちにミーティングを終わらせるなど，お互いの時間をゆずり合いましょう。

③院内旅行

a. 院内旅行の日程

　院内旅行も最近では海外に出かける医院も多くなりました。できるだけ安いシーズンに医院を休みにして，みんなで出かける。なんとも羨ましい，と思うのですが，出かける者にとっては，そうとばかり言えないようです。実際，行くとなると個人負担が必要となる歯科医院も多く，またお小遣いや準備のための費用など，かなりの出費となります。そこで，気の知れた友人と出かけることができるのならいいのですが，そういうわけでもなく気を遣う。そのうえハードスケジュールで，帰ったらすぐ仕事，となると院長ご自身の負担も，スタッフの疲れもピークに達してくるでしょう。できるだけ，帰ったら一日はゆっくり休めるように，また個人負担のできるだけ軽くなるような旅行を考えてあげてほしいものです。

b. できるだけ自由時間を

　人間だれしも，他人と一緒にいる時間が長すぎるとストレスに感じ

ます。できるだけ、一緒に楽しむときは楽しむ、気を休めたいときは休める、といった感じで、時間をうまくわけていきましょう。

4. 今すぐできるスタッフへの気配りとは？

①診療途中休憩の気配り

午前の診療が1時までであったり、午後の診療が7時を過ぎたりすると空腹に絶えられなくなる。おなかが空いてくると集中力もなくなり、イライラしてきます。そこで、医院によってはさまざまな休憩の取り方が考えられています。診療の合間に、ちょっとしたお茶の時間をもうけたり、または少しでも体を休める意味で座ることのできる時間をとらせたりします。

例えば、午前11時頃と午後5時頃のティータイム。少しおなかの膨らみそうなお菓子類があるとうれしいものです。また、診療室の隅で少しお茶が飲めるだけでもいいですし、スタッフルームで数分でも座われるのも体が楽になります。予約を30分ぐらい入れずに全員で一度に休憩をとる、また順番に一人ずつ交代してもいいでしょう。診療室の隅にお茶が用意されていて、手の空いた人から自分のペースで飲むのもいいかもしれません。こんなふうに、診療の合間に院長もスタッフも少し休める時間があれば、気分をリフレッシュすることができ、精神的にも肉体的にもかなり楽になるでしょう。

②スタッフのためのお茶菓子への気配り

お茶菓子、と呼ばれるお菓子の購入はどうされていますか？　自分たちが食べるものだから、と暗黙の了解の下、スタッフ間で交替で買ってきて昼や休憩時、終わりのときなどに食べている医院が多いでしょう。また、医院によっては「スタッフ貯金」なるものがあり、スタッフみんなで定期的に入金したり、臨時に入金したりした貯金箱か

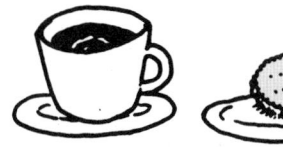

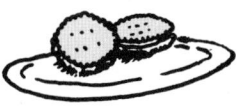

らみんなで食べるお菓子を買ってきている医院もあるでしょう。確かに「自分で食べるもの」ではありますが，これも「福利厚生」。スタッフのお茶，コーヒー，またはちょっとしたお菓子など医院で用意してあげてはどうでしょうか？ お菓子を買ってきて渡してあげてもいいし，またはスタッフ貯金に定期的，または臨時で入金してあげる方法もあるでしょう。院長からいただいたお菓子は，誰もが気兼ねなくいただくことができきます。こんな些細なこと，と思われるかもしれませんがこのような先生の心遣いにスタッフは感謝するものなのです。

③年末年始の休みについての気配り

お盆，年末年始のお休みは，最低でも2～3カ月前には決めてあげましょう。旅行を予定している人もあります。友人と休みを合わせて日程を調整している人もあります。このように，大型の休みに対しては，少しでも早めに決定し，きちんと言い渡しましょう。院長自身なかなか決められない場合があるようですが，後になって決めたことを撤回するようなことはやめましょう。振り回されるスタッフの気持ちも理解してあげてください。

④有給休暇についての気配り

有給休暇についての気配りは「取れる有給休暇」ということです。診療の現場においては，そんなに余裕のある状態での診療体制ではありません。よって，ギリギリの人数で業務をこなしています。そのために「有給休暇」とはいえ，結局休めない状況下での与え方がほとんどです。実際，自分が「休めない有給休暇」をいただいて嬉しいでしょうか？ 「与えた」という自己満足にならないように，パートやアルバイ

トでカバーするなどして，せめて有給希望の第三候補までの間の中で休めるように配慮してあげましょう。また，有給があまった場合は，有給休暇の払い戻しとして一日いくらと割り出し，取れなかった有給をお金で返してあげるなど，「いただいて納得できる有給休暇」になるように，心がけてあげてほしいものです。

⑤スタッフへのプレゼント

スタッフは院長からいただけるプレゼントには敏感です。そのプレゼントの金額や大きさではなく，「院長が私のために用意してくださったプレゼント」が，うれしいのです。

しかし，なかなか何かのきっかけでもないとプレゼントなどはしにくいものです。旅行にいかれた時，または出張に出られたときは，是非「手土産」を買ってきてあげてください。

お土産のお菓子をいただきながら，会話のきっかけを作るいいチャンスとなります。

また，お誕生日には「おめでとう」の一言や，ケーキのプレゼント，またはお誕生プレゼントを用意してあげてはどうでしょうか？

誕生日を覚えて頂いていたことだけでも嬉しくなります。

また，勤続年数に応じたプレゼントを定期的に行うのはどうでしょうか？　スタッフも勤続の楽しみが増してくるでしょう。このように，プレゼントというのは，金額やものにこだわらず，院長の想いを感じるものなのです。

第10章

エッ！ 院長夫人も スタッフなの？

もう一人スタッフで忘れてならないのが「院長夫人」。院長先生が既婚者であるのなら，なんらかの形で医院に携わっているはずです。そのかかわり方も，直接的であったり間接的であったりとさまざまですが，その「奥様」が上手にスタッフとして関わってくれれば院長も安心して仕事に取り組めるものです。

しかし，なかなかそうはいかず「奥様」の存在によるトラブルも起こってきます。しかし，奥様がスタッフと仲良くうまくいっている歯科医院もたくさんあります。院長夫人の「スタッフ」としてのあり方を今一度考えてみませんか？

1. 院長夫人の診療関与パターンとは？

歯科医院を開業したときには「奥様」である院長夫人が診療スタッフの一員として参加しているパターンをよくみかけます。開業してすぐのうちに診療に参加しておくことで，スタッフと同じスタートラインに立ち，診療内容が把握しやすくチームワークが保ちやすいと考えられるようです。しかしその後徐々に退き，診療に携わらなくなった奥様も多いのではないでしょうか？　いったい奥様はどのような形で参加しているのでしょうか？

①完全診療参加型

他のスタッフと全く同じ勤務体制で働くパターン。

自分もきちんと仕事をしているので，奥様としてでなく「スタッフの一員」としての発言権を持っており，リーダー的な存在となりがちです。

②半診療参加型

例えば，パートで半日だけ勤務するようなパターン。

とりあえず毎日顔を出すように心がけており，スタッフの意見や相談もきちんと受けてあげることができますが，一日中いるわけではな

いので，例えば忙しい時間に仕事に入っていないなどの引け目を感じているので，発言権が少々消極的になりサブリーダー的な存在となります。

③一部診療参加型

基本的には院内のことはスタッフに任せて，スタッフの遅刻，早退，欠勤時の補充に入るパターンです。助っ人的な存在であり，普段は顔を出さないので仕事はスタッフに任せて，困ったときだけ仕事に入ります。

④間接的診療参加型

直接診療室でのお手伝いはされないパターンです。医院経営，経理面などでの関与が主で診療には携わらずに，両替，消耗品の購入など雑務的なお手伝いで影から支えています。

2. スタッフとどのように接すればうまくいくか？

前述のように，奥様の診療スタッフとしての関わり方には，いろいろなパターンが見受けられます。その関わり方に応じて，スタッフに対する気遣い方は違ってきます。奥様が診療にどのように関わるかによって，その時のスタッフの気持ちを理解し接し方も考えていかなければならないでしょう。

①完全診療参加型の場合

奥様が完全に診療所で仕事をされる場合，院長先生が何かと奥様に用事を申し付けるためスタッフの存在が置き去りになりがちです。面接で出会っただけで採用したスタッフと違い，いつも側にいる奥様は院長の顔色ひとつで考えていることがわかります。ですから，先に先に行動を起こすためスタッフに仕事がまわってきません。そこで「うちのスタッフが動かない」と勘違いされることが多いようですがそう

ではありません。それは奥様が動きすぎて，他のスタッフが育っていないというのが実状です。「出すぎた奥様」でなくても，信頼関係のでき上がった院長と奥様の関係には，スタッフは尻込みしてしまいます。スタッフの気持ちを退かせることがないようにスタッフの入る空間づくりに努めましょう。

そこで，

スタッフを育てる意識を持ちましょう。

奥様が自分ひとりでやってしまえば早いわけですが，仕事はひとりでできるものではありません。また，奥様が仕事に出られないときや，退かなくてはならないことも起こってくるかもしれません。そんな時慌ててスタッフに仕事を教えても「今まで奥さんがやってたから……」とスタッフのほうが知らん振りになってしまいます。このように，普段から責任のある仕事を任されていないスタッフは「やる気」を失ってしまいます。

院長の表情を読み取り，どのようにすれば先生とのタイミングが計れるのか，手際のよいアシストが行えるのかなどと，自分で考えながら補助についてこそ自分の仕事として身につくものです。しかし，奥様が院長の側にいれば，他のスタッフも奥様に指示されたことだけ動くほうが楽になります。一度その楽さを覚えたら，もう面倒な仕事を覚えようという気持ちは薄らぎます。そうならないように，できるだけタイミングの計り方，先生の癖などをスタッフに指導し，スタッフをを立派に育てるんだ，といった育成の意識を持って欲しいものです。

②半診療参加型

半日だけ診療に参加するパターンですが，基本的には毎日スタッフと顔を合わせることになりますので，スタッフと奥様とのコミュニケーションは図りやすくなります。しかし，診療室の主導権はスタッフに任せているので，奥様の方が一歩引いた形となります。奥様としては自分の医院でありながらスタッフに気を遣いながら「やりにくさ」

を感じるかもしれませんが、そのようなことでスタッフに対しライバル意識を持つのはやめましょう。スタッフはプロとして働いています。そこで、奥様がどのように接していけばスタッフが働きやすくなるのか、スタッフの立場から考えられるようにすべきでしょう。

> そこで，

　スタッフの良き支えとなりましょう。

　診療のアシストなどの診療業務はスタッフ任せておき、その仕事に対しては自分の手伝える範囲で参加していきましょう。

　そんな毎日の診療業務だけでなく、例えば診療を円滑に図る上で「こうして欲しい、ああして欲しい」といった希望がスタッフサイドから出てくればそれらを聞き入れ、できるだけスタッフの要望に沿えるように良い方法を考えていきましょう。院長に相談したくても時間がない、もしくはうまく伝えられないと悩むスタッフはたくさんいます。ここで、スタッフの話を聞き、そして医院サイドから考えるのではなくスタッフサイドからその状況を把握し、院長に伝えましょう。最初から医院サイドで聞き入れる院長と違い、ともに働いている奥様だからこそ、スタッフサイドで聞き入れ考えることができるのですから。

③一部診療参加型

　スタッフが休んだとき、急に辞めたときなど本当に困ったときに手助けに入るパターンの場合は、診療室が忙しい時の手助けとなることが想像されます。ですから、助っ人となる奥様は仕事ができなくてはなりません。しかし、このように助っ人で参加される奥様には「私は洗い物だけでも」と、仕事に対する意欲が感じられず「プロ意識」に欠けている場合がよく見られます。患者さんからは同じ「スタッフの一員」として映るわけですから、遠慮せずに堂々と診療に携わりましょう。

> そこで，

　いつ仕事に呼び出されてもよいように、普段から仕事はきちんと覚

えておきましょう。毎日参加している勤務体制ではないのでできなくてあたりまえ，ではなくいつでも役に立てる「助っ人」になれるような存在でいることがスタッフからの「信頼」を得るためにも必要です。ここで，たいした手助けができず足手まといになるようでは，スタッフから感謝されるどころか，信頼感を失ってしまいます。

　そうならないように，自分のマニュアルノートを片手に仕事を進めていくぐらいの，前向きな姿勢が欲しいものです。まずきちんとできるようにしておかなくてはいけないのは，消毒業務や現像操作，など裏方的業務です。その動作ひとつひとつにも診療室においてはいろいろな決まりがあります。その「決まりごと」をきちんとメモに残し，診療の手伝いをするくらいのプロ意識を持ちましょう。奥様といえども一歩診療室に入ればスタッフの一員です。自分の中で「お手伝い」と思わず「仕事」である認識をもって欲しいものです。そうすることで，スタッフは奥様に対し「ありがたい。申し訳ない」とった感謝の気持ちを持てるようになるのです。

④間接的診療参加型

　事務処理（人事，経理など）や保険請求，消耗品の購入など，直接診療室に入ることなく医院の経営に参加している場合は，どのような事に気遣い，スタッフと関わればいいでしょうか？　一緒に時間を共有して仕事をするわけではないので，コミュニケーションの図れない状態にありますが，反面，トラブル事も少ないのは確かです。だからといって何もコンタクトを取らず医院にも顔を出さないのでは，スタッフは寂しさからだんだんと怒りにと気持ちが変化していきます。干渉されるのは嫌でも，放任されるのも嫌なのです。

　そこで，

　できるだけ積極的に接点を持ちましょう。

　例えば，消耗品の購入はどんなものがいいのか聞いてあげましょう。スポンジひとつでも使いやすいものと使いにくいものがあります。また，せっかく買ってきてくれたのにこれじゃないのよね，なん

て誤解もあります。消耗品ひとつでも「こんなのでいいかしら？」と声をかけることで，スタッフとの接点はできるのです。また，時にはスタッフに差し入れをする気持ちも忘れないでおきましょう。「いつもお疲れさま」そんな言葉を添えて渡してあげましょう。奥様からの労いの言葉は大変嬉しいものです。保険請求のことや経理のこと，消耗品のことなど，直接院長と話すだけで済むことは確かにたくさんあります。そうでなく，そのことをきっかけにスタッフに話しかけることで，会話を持つことができるのです。実際，診療業務は全部任せているのですから，その感謝の気持ちはきちんと伝えなければいけないですね。

3. 診療室で院長と院長夫人が一緒に働く時の注意点は？

　最も注意しなくてはいけないこと。それは「診療室では喧嘩をしないこと」です。

　院長と奥様は単純にスタッフ同士ではなく，夫婦という関係が隠れています。ついつい，診療室においてミスが生じたときや，また意見の食い違いが起こると遠慮がないため「口喧嘩」が始まります。これほどみっともないものはありません。いくら夫婦であっても，そこは診療室です。患者さんやスタッフがいるのです。そんなところで言い合いを始めるようなことはやめましょう。また，このように院長と奥様の意見が食い違うようでは，後に続くスタッフはどうしていいのかわかりません。お二人の姿を見ていいスタッフは育つのです。それを忘れないようにしてください。

4. 良き院長夫人になるために

①スタッフに対し

　一番理想的なパターンは，院長に言えない事を気軽に話せる存在で

あることです。それには,「スタッフの立場で聞き入れ医院の立場で答えを出す」ことなのです。例えば,スタッフが休みを申し出てくる。そのスタッフの話しを聞いていると,どうしても休まなければいけない状況である。しかし,医院サイドに立った場合休まれると困る。また,ここで簡単に休みを受理してしまっては,この後に続いて休みの申請が後を絶たなくなったらどうしようか。一人許すことで,みんなを受け入れなくてはならなくなります。このような時に,そのスタッフが他のスタッフに気兼ねなく休め,そして休むことを許可するが一定の条件をつける,などどちらの立場も一歩譲るような方策を考えるなど,スタッフの立場も医院の立場も守れるような答えを出すことで,スタッフは奥様の存在に対し大きな信頼感を感じるでしょう。

②患者さんに対し

患者さんに対して「奥様」というネームバリューは,他のスタッフと違いそれだけで信頼感を得ることができます。それだけに,何も話さなくても「素敵なイメージ」を持たれてるということは,ふとしたことで幻滅される可能性も高いわけです。患者さんを裏切ることがない存在,患者さんの期待に沿える存在でなければいけなくなります。

いつも笑顔を絶やさず,そして患者さんに思いやりを持って接する。そんな模範的な接しかたを心がけることは,患者さんに対する礼儀そのものです。

③地域の方々に対して

奥様は,どこにいても「○○歯科医院」という看板を背負っています。歩いていても,車に乗っていても,買い物していても,いつも患者さんに見られている意識を持ちましょう。人は興味半分で奥様を見ています。優しそうな人だわ,きつそうな人ね,など第一印象で勝手に決めつけてしまいます。そして,あの奥さんの医院なら…と,大きな想像を膨らませるのです。その膨らませる想像が悪いものにならな

いように，普段からの表情に気を遣いましょう。まず，外に出て人と会うときには必ず「笑顔返し」を心がけましょう。ちょっとした表情の食い違いで，人は奥様を「お高くとまってるわ」と思ってしまいます。そうでなく，人からの会釈に対してニッコリ微笑んで会釈する。これだけでいいのです。この行動ひとつで，人は奥様のことを好感を持って見ることができます。

第11章
こうして患者さんはリピーターとなる

第11章 こうして患者さんはリピーターとなる

　企業における「顧客満足度」がささやかれるなか，私達歯科医療においても「患者満足度」として，患者さんの求めるに値する十分な価値が提供できているのでしょうか？
　患者満足度の向上は，顧客継続率(リピート率)で現されることになります。
　一度訪れた患者さんが，再度この医院を選ぶのか。それだけの満足度を与えることができたのか。もう一度考えてみましょう。

1. 院内におけるリピート率は？

　患者さんが歯科医院を選ぶとき，近いから，口コミで来院，新規開業である，などその理由はさまざまですが，問題はその患者さんが，いったん診療が終了した後の来院の必要が生じたときに，またこの医院を選ぶのか，というところにかかってきます。
　その結果はきちんと患者数として数字に出てくるわけで，リピート率を計算してみてはどうでしょうか？　このようにして表われたリピート率をきちんと受け止め，患者さんに戻ってきてもらえるような医院。患者さんが継続して通いたくなる医院作りを考え直す必要があるでしょう。

2. 患者さんの期待と満足度の関係は？

　患者さんの期待と満足度の関係は，来院前に患者さんが持つ期待に対して来院後の印象ががどれだけ良かったかにかかってきます。例えば，新規に開業された歯科医院の場合，「なんて立派で綺麗な歯科医院なんだろう，きっとそれだけでサービスがいいにきまってる」と思い込みます。しかし実際には開業したばかりで医院内のコミュニケーションが取れていないのは気配でわかるものです。ひとつひとつの動作に時間がかかる先生がスタッフに厳しい口調で指示するなど，このような状況の中，患者さんの期待とその満足度では大きな差が生じる

でしょう。そうなるとこの患者さんは「不満足」という結果を出します。

　満足してもらうためには、まず自分の医院がどのような印象をもたれているのか、患者さんは当院を来院する時どれぐらいの期待を持って来院しているのか？　などの情報を知ることが大切です。レストランや喫茶店で時折見かけるアンケート。あれは自分のお店がどのように印象付けられているのか、どれくらい満足されているのか、自分で自分のお店を前向きに見つめる資料なのです。レストランと同じように、これからの歯科医院にもそれぐらい前向きな姿勢があってもいいのではないでしょうか。

3. 患者満足度を高めるためのサービス

　他の歯科医院と同じことばかりしていては駄目。患者さんの気を引くため何か特別なサービスはないだろうか？　考えてみましょう。

①お子様お預かりサービス

　最近は核家族化がすすみ、子育て途中のお母さんは子供のことにかかりきりで、なかなか歯の治療のため来院できません。また、産後から口腔内の管理に手抜きが生じむし歯が多発する傾向にある時期、しかしなかなか小さな子供を連れて治療にかかれない。そのように悩んでいるお母さんは多いものです。お子様連れのお母さんも安心して治療が受けられるように、「お子様お預かりサービス」はどうでしょうか？　お母さんが治療中お子さんをお母さんの見える位置で遊ばせてあげる。小スペースにおもちゃを並べて「お預かりする」というより、遊んであげるといった感じで、その間にお母さんに治療をすませてもらう。お母さんにとっては「子供を連れて来ても受け止めてくれる」、もしくは「騒いでも叱られない」という安心感は大きいでしょう。人に預ける手間とストレスを考えると、このように歯科医院に連れてきてもいいということは、安心して治療が受けられるということになるで

患者の期待と満足度

事前の期待	実績の評価	利用者の満足度	行動
期待 大	< 評価 特大	これは素晴らしい！	紹介者化 再来頻度↑ 良い評判 再来
期待 大	= 評価 大	期待した通りだ！	再来頻度↑ 良い評判 再来
期待 小	≒ 評価 小	まぁこんなもんか…	必要性と競合状況に左右される
期待 大	> 評価 小	何だこれは！がっかりだなぁ～	診療の中断 転医 悪い評判 苦情を言う 医療訴訟

しょう。

> そこで，

　スタッフに子供と遊べるおもちゃを用意してあげてください。例えばままごとセット，ミニカー，塗り絵にクレヨンなど。たとえ子供と遊ぶのが苦手なスタッフでもままごとのお相手ならできますし，また塗り絵の際に一緒に色を考えてあげればいいでしょう。とにかく子供はお母さんの見える位置に，そして目新しいおもちゃがあれば結構遊んでくれるものです。

②インターネット予約サービス

　予約を取りにいきたいが日程がなかなか決まらない，予約の空き情報を見ることができればその空いてる日に行きたい，などと，患者さんはアポイント帳を見てみたいと思っている。もしくは，歯科医院に電話をするのがおっくうだ，またキャンセルもしにくいなど，予約を取るのが面倒くさいと思っている人がいます。

> そこで，

　このような人のために，インターネット24時間予約受付システムを利用している医院もあります。自宅でパソコンからホームページを覗くだけで，医院のアポイント状況が一目でわかり，24時間いつでも予約を入れられるシステムがあります。忙しい患者さんにとっては大変ありがたいサービスです。自宅にいて簡単に予約が取れる反面，簡単にキャンセルができてしまうことも忘れてはいけないでしょう。

③メール予約確認サービス

　最近では携帯電話でのメールの普及でほとんどの情報が携帯電話1本で得ることができるようになりました。その携帯を利用して忙しい患者さんに予約時間をメールでお伝えするサービスはいかがでしょうか？　患者さんが予約を忘れないように，ご希望の患者さんには，前日，もしくは当日の朝に「本日○○時に，予約が入っております」とEメールもしくは，携帯メールにお知らせするものです。主婦や忙しい

サラリーマンには人気が高いようです。

④待合室でのサービス

暑い日に外から待合室に飛び込んでくると汗が噴出す。また喉が一気に渇く。逆に寒いときは体が凍るような気分です。

> そこで，

受付から冷たいおしぼりや熱いお茶を手渡されるとどうでしょう。なんとも嬉しいものです。また，待合室に「ご自由にお飲みください」と書かれ置いてあるコーヒーもしくはミネラルウォーターの機械があるのもありがたいサービスです。寒い日の温かいおしぼりや温かいお茶，そんなサービスに心をこめてみてはどうでしょうか。

⑤「予約皆勤賞」サービス

予約とは，その時間に来院されるのが普通で，それをありがたいと感じなかったりする。しかし，予約を守らなければ叱られるくせに，守って誉められないのは不公平だと思います。

> そこで，

予約を守り毎回きちんと来院してくださることに感謝しなければならないでしょう。そこで，診察券にちゃんとこられた日をチェックし，その日数，もしくは診察券1枚が終われば歯ブラシなどのホームケアー用品をプレゼントする。このように，きちんと予約通りきてくださった患者さんに感謝してみてはどうでしょう？ 無断キャンセルすれば叱られて，電話キャンセルすれば嫌な声されて，とキャンセルした人に注意するばかりでなく，きちんと来られた人に「ありがとう」の気持ちを込めてみてはいかがでしょうか。

⑥雨の日のサービス

雨でなくても歯科医院に足は向きにくいもの。そこにもってきて雨の日は歯科医院に行く足は大変重くなるものです。雨が降っていると予約といえども行くのがおっくうになりがちです。そんな中，来院さ

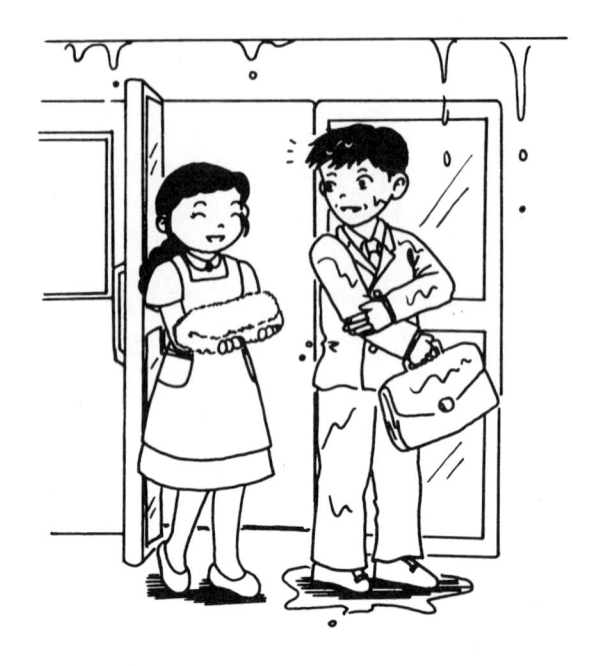

れる患者さんに対する心遣いはできていますか？

　そこで，

　雨の中来院される患者さんに玄関先でタオルを手渡すサービスはどうでしょう？　雨で服が濡れたり，カバンが濡れたりした患者さんにとっては嬉しいものです。また治療中に雨が降り出し，傘に困った場合，患者さん用に医院に「貸し出し傘」を用意してみましょう。ナイロン傘でいいのです。雨が降って困ったときに，受付の人にさっと差し出されたらありがたいものです。

⑦子供用遊具の設置

　小さなお子様が医院に訪れたときの待ち時間をできるだけ楽しく，そして飽きないように過ごしてもらうために，遊具を準備しましょう。

　まず，待合室に小さな部品のないおもちゃを数個準備します。また絵本なども年齢別に楽しめるものを選びましょう。

第11章　こうして患者さんはリピーターとなる

　次に第二段として，待合室のおもちゃに飽きたら今度は診療室の中にままごとセットやミニカー，など部品があるようなおもちゃを選び，用意しておきます。また塗り絵や落書き帳，または迷路なども喜びます。子供用にテレビの設置，ビデオの設置。家にないアニメビデオは子供たちは大好きです。また，お母さんもわが子が喜ぶ姿を見て満足します。このように子供のためにと考えるサービスに子供だけでなくお母さんまでもが嬉しくなるサービスなのです。

第12章
一身上の都合により……

第12章 一身上の都合により……

　出会いがあればまた別れがあるもので，縁あって働いてくれたスタッフですが，退職という別れの時がやってきます。
　結婚退職や出産退職，また一身上の都合による退職，解雇にしても，いままで医院のためや患者さんのために一生懸命尽くしてくれたスタッフです。できるだけ快く見送ってあげたいと思うものです。

1. スタッフより退職の意を受けた。どう対処すればいいか？

　退職したいと申し出てくる以上，なんらかの「働けない理由」があるものです。
　その働けない理由が，どうすることもできない理由なのか，院長の配慮でなんとかなるものなのか，そこを明らかにしましょう。
　そこでいくら院長の計らいがあったとしても，他のスタッフの負担になるようではチームワークを乱す結果になり，皆が快く働けなくなります。
　そこのところを汲み取って，今すぐ退職を承諾するか，頑張って続けてもらうのか，または猶予をもって退職してもらうのかを検討しましょう。

　実際「退職の意」を申し出るのには，なかなか勇気のいるものです。ですから，かなりの決意でもって申し出てきたことを念頭においておいたほうがいいでしょう。
　ここで，無理をして残ってもらったとしても，やる気がなくなっていたり，院長や他のスタッフとの関係にひびが入ったような状況では，誰もが気持ちよく働けない状況になります。また，それが患者さんにも迷惑がかかる結果にもつながります。辞めたいと思ったスタッフの気持ちを押し止めたりすることがないように，一人の人間の人生の一部としての「退職」をとらえるべきでしょう。

　しかし，実際に今急にこのスタッフに辞められると明日からの診療

に差し支えて困る，といった場合があります。このように，自己希望退職の場合，労働基準法では定めはありませんが，民法の一般原則の「解約を申し出た後2週間を経過すれば契約は終了します。（民法627）」を適用すれば，退職の意を申し出てから2週間は労働を命じることができることになります。

2. 退職までにすべきことは？

①新しい人材の募集

ここで，また新しいスタッフの募集には入ります。第1章でも述べたように，仕事のできる人が来てくれると一見助かったように見えますが，年齢的なもの，キャリア，その他職種の違いなど，考慮しなくてはいけない部分も多く，人選には頭を悩ませるところです。

しかし，ここで是非誰からも可愛がってもらえるような人材，信頼される人材を選んでください。業務の習得は後からついてくるものなのですから。

②引継ぎ

だれもが気持ちよく退職できるとは限らず，引継ぎにはかなり手間取ることでしょう。

診療室においてはきちんと担当制で業務が遂行されている場合は少なく，暗黙の了解のうえで業務分担が行われており，それを行えるのはその人だけであった，ということは珍しいことではありません。例えば現像液の交換など，「私したことがない。」という人も少なくないわけです。そうなると，実際に業務を行おうとしたときに，教えてもらえる人もなければ見る資料もないでは困ります。ユニットの管理，機器・器材など，基本的に取り扱いのマニュアルは作っておくべきでしょう。または，作らせて退職させるべきでしょう。また耳で聞いて覚えておくだけでは，また同じような失敗に見舞われます。

③退職者の事務処理

　健康保険の脱退
　厚生年金の脱退
　雇用保険の資格消失
　離職票の準備
　最後月の給料の準備
など

3. 「芋づる退職」って何？

　女性の場合に多いのが，退職者が出ると「芋づる式」に他のスタッフまで辞めてしまうことです。私はこれを「芋づる退職」と呼んでいます。例えば今一人辞めたいと申し出てきた。院長がこれからどうすればいいのだろうと考えていると，また別のスタッフが「私ひとりで自信ありません」と，退職を申し出てくる。また，2人や3人といった感

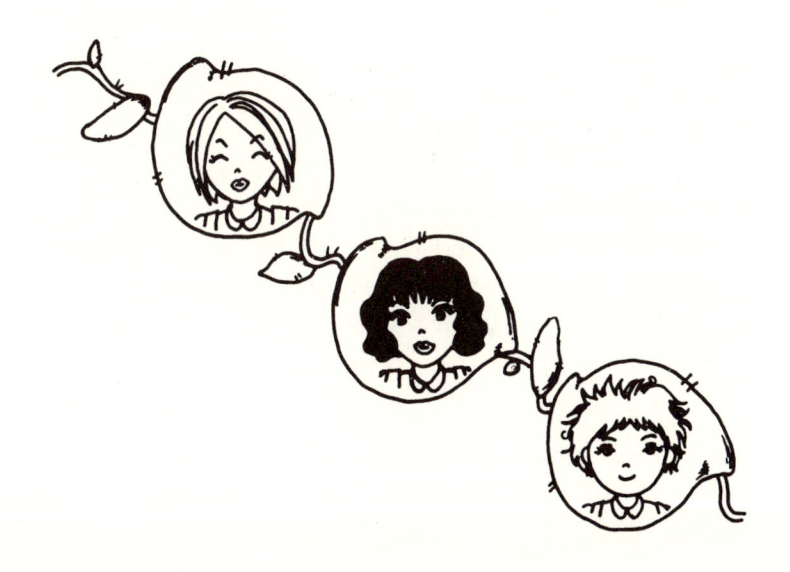

じで，複数のスタッフが同時に退職を申し出てくることがあります。このような状態では，院長も診療どころではなくなってしまいます。なぜ，このようなことが起こるのでしょうか？

4.「芋づる退職」はなぜ起こるの？

①責任の重荷

退職者が出ることで，その分の負担が自分にかかってくることを恐れたり，人の退職を自分のせいだと思ったりで，責任を背負うことのプレッシャーに負けてしまいます。

それは立場によって異なり，その立場立場による悩みもあるようです。

＜退職する者が，ベテランスタッフの場合＞

退職する者がベテランであるほど，残されたスタッフはその後の仕事を任されることに大変な責任を感じます。前のチーフの人がよくできる人であればあるほど，「私にはあれだけのことができない」とプレッシャーに感じるのです。

最近のスタッフは「チーフ」となり上にたってリードしていくことを嫌います。自分が院内スタッフをまとめていくなんて，と責任の求められる仕事を避けようとします。結果，「今までのように働けないのなら辞めてしまいたい」，と思ってしまいます。このようなとき，そう感じているスタッフの気持ちをきちんと受け止めてあげて欲しいのです。そこで「何を言っている，これから君がチーフになるんだ。もっとしっかりしなくてどうする！」などと言われてしまうと，院長からの期待と自分の能力の狭間に立ち，そのスタッフのやる気をつぶしてしまうことになるでしょう。

そうではなく，「これから大変になるが，どうか助けて欲しい，できるだけやりやすく仕事ができるように配慮するよ」と院長に言われ

ると，一人じゃないんだ，先生や他のみんなと一緒に頑張っていけるんだ，と思えるようになります。このような院長からのお言葉がいただければ，また新たな環境の中，頑張ってみようと思えるものです。

そんな複雑に揺れ動くスタッフの気持ちを察してあげましょう。

＜退職する者が，入って間もないスタッフの場合＞

退職を申し出てきた者が新人に近い，入って間もないスタッフであるならば，今度は反対にそのスタッフを指導してきた先輩スタッフが「自分の能力不足」に落ち込みやすいのです。

自分が彼女を潰してしまった，上手に育てられなかった，と自分の責任にしてしまいがちです。女性の場合，退職者が出たときにその「理由」について大変敏感に感じています。

それが自分のせいなのではないかと，必ず考えてしまいます。それを強く感じすぎたりすると，自分の能力のなさに責任を感じ退職を申し出てくることも少なくありません。このようなことがおこらないように，退職するときはできるだけその理由を明らかにしましょう。明らかにならなければその分，いろいろなうわさも飛び交います。みんなに明らかにできない理由のある時は，みんなにきちんと提示できる理由を伝えましょう。隠し事をしているような状況下では，残されたスタッフが不安に感じます。

＜退職する者が，同僚スタッフの場合＞

この場合，女性独特の「寂しい」気持ちが働いていることが多いでしょう。一緒に採用され，一緒に仕事を覚えて，一緒に叱られ一緒に笑い，こんなふうに辛くとも楽しく過ごしてきたスタッフがいなくなるのは大変寂しいものです。

しかし，ここで「辞めたい」と申し出てくるようでは，プロとしての意識に欠けます。

本当にこの仕事のプロであるなら「今度は私が頑張ります」と言ってくれるくらいのパワーが欲しいものですが，なかなか現実にはそうも

いきません。ここで，このような気持ちを察し，申し出てくる前に「寂しいだろうけど，これからの医院のことを考えると，患者さんに迷惑をかけられない。君の力が必要なんだ」と，プロ意識に働きかけるように話してみましょう。目の前には辞めていく同僚のことがちらついている状態なので，それではいけないこと，向くべき方向はこっちなんだと，これからの医院の事を考えられるように目を向けさせましょう。

この場合は，やる気をなくしているわけではなく，ただ「寂しい」と感じているだけなので，解決しやすい話です。きちんと話し合ってみましょう。

5. スタッフが全員一度に辞めたいと申し出てきた。どうすればいいか？

実際に，みんなで申し出てきた場合はなかなか誰かだけを残させようとしてもむずかしいでしょう。スタッフ間にある，「集団意識」がそうさせているのであって，ここで自分だけ残るわけにはいかない，という感情がスタッフ間に強く働くことでしょう。

急なことで頭の中がパニック状態だとは思いますが，そこで即答せず落ち着いて考えましょう。前述しましたが，退職の意を申し出てきても，2週間は働く義務があります。ですから，その2週間の間に努力して新しいスタッフを雇い入れることもできるのです。

スタッフの申し入れに感情的にならずに，一呼吸おいて答えを出しましょう。

①退職をすぐ受け入れるかどうか決定しましょう

現実問題として今スタッフ全員に辞められてしまったら，明日の診療をやっていけるのかどうかです。明日の診療アシスタントがいるのかどうか？

「今日で辞めてもらっていい！」と言ってしまったら，明日の午前中か

らスタッフがいなくなるわけです。現実に，明日から出てきてくれる新しい人材に心当たりがあるのかどうか，冷静に考えましょう。

例えば，以前退職していったスタッフ，身内，知り合いの歯科医院からのスタッフ援助など，明日の診療を受け持ってくれる人材がいるのかどうか考えてみましょう。

②予約を減らしましょう

次に，人材が確保できたとしても，いままでのスタッフのように院長の思い通りには動いてくれません。好みのセメントや印象材の硬さも知りません。いくらベテランでも人の台所でスムーズに働けません。このように，どんな人材に恵まれても，「いままで」のようにはいかないわけです。ですから，一日にこなせる患者数を今までと同じにしていては，患者さんに迷惑がかかるだけです。

患者さんにすれば「こんなに待たされるなら別の日でも良かったのに」と思われる人も少なくないはずです。目の前の業務にばかり気をとられず，今の患者さんのことを考えてあげてください。それでなくても患者さんは，いままでのスタッフがいなくなって不安に思っているはずなのですから。

③原因の解明

どうせ辞めるんだから，とはっきりとした理由を聞かずに退職を受けてしまってはまた同じことを繰り返す結果になります。全員で辞めたい，と思うほどスタッフは何か訴えたいものがあったはずです。それを伝えることができないから，「みんなで辞める」ことで，それを訴えようとしたはずです。このスタッフ側の意思表示を明らかにしないのは簡単ですが，本当に医院のことをこれからのことを考えるのなら，辞める前にスタッフから不満と問題点を聞き入れ，その解答を次のスタッフに返してあげるべきではないでしょうか？　これからの医院のために前向きに考えてみませんか？

6. 「全員退職」もしくは「芋づる退職」で困らないために

　全員が一度に辞めてしまう。また，芋づる式に徐々にほとんどのものが入れ替わってしまう。このように，今まで院内で中心的に働いてくれたスタッフを一度になくすことは大変なことです。補助は先生が自分で頑張ればなんとか患者さんをこなすことはできますが，消毒，掃除，器具器材の管理などは，ほとんどがスタッフ任せで行ってきているので，全く一からの状態に陥ります。

　そうならないように，普段から準備をしておきましょう。

①どんな業務も2人以上で行わせる

　どのような業務でも，この人しか知らないような業務の遂行はやめましょう。例えば，技工室の石膏トラップの清掃はいつも〇〇さんの仕事，現像液の交換は××さん，といった誰か一人しか行えないようにするのはさけましょう。アシストワークについては誰もが満遍なくコンスタントに分業されているのですが，管理業務や清掃業務についてはこのように偏ることが多いため，その人が退職する時に困ることになるでしょう。

②マニュアル作成

　掃除マニュアル，歯科器材取り扱いマニュアル，診療補助マニュアルなど，いろいろなマニュアルがありますが，掃除マニュアルと歯科器材取り扱いマニュアルはきちんと作成しておきましょう。診療補助については院長の頭の中にそのマニュアルはありますが，その他の掃除や管理の業務のマニュアルは院長の中にはありせん。普段からこのマニュアルだけは作っておきましょう。

③サポートスタッフの確保

　いざ全員が辞めてしまったときに助っ人に入ってくれるサポートメ

ンバーを探しておきましょう。例えば以前，自院のスタッフだった人，親戚友達関係，もしくは一時的にお願いできる知り合いの先生の医院のスタッフの派遣，など急なときの人材確保も考えておきましょう。

④原因の解明，改善

　辞めたい原因が何であったのか，問題点から目をそむけずに考えてみましょう。「今回のスタッフが悪かったんだ」と決め付けて考えるようでは，また同じことが起こるでしょう。そうでなく，問題点を次回のスタッフ教育に生かし，今後の医院の運営について考えていきましょう。

7.「全員退職」後に採用されたスタッフに対して

　スタッフの総入れ替えがあった後に採用されたスタッフ，困ったときに助けてもらったので大変ありがたいものです。かといって，そのスタッフに気を遣いすぎないようにしましょう。前に何があったかは新しいスタッフにとっては関係のないことです。そのせいで変な気を使ったり，優しくしすぎないようにしましょう。変な気遣いは彼女たちを傲慢にさせます。普通に新しくスタッフを採用したときのように，ごく自然に接しましょう。

　最後に，
　縁合って出会い，共に働くことになったスタッフ。出会いあれば別れあり，その中で共に有した時間がお互いにとって有意義な時間であったと感じられるような，そんな素敵な関係を少しずつ築き上げて欲しいとそう願います。

<著者紹介>

岩崎小百合(いわさきさゆり)

1963年	兵庫県生まれ
1982年	大谷歯科クリニック(加古川市)歯科助手として勤務
1987年	朝日大学歯科衛生士専門学校卒業 同校専任教員として勤務
1993年	いわさき歯科にて夫とともに医院経営に携わる ビーブランド,大阪保険医協会等で,セミナーを開催

沢口由美子(さわぐちゆみこ)

1959年	東京都生まれ
1979年	東京都歯科医師会附属歯科衛生士専門学校卒業 児玉歯科医院(杉並区)勤務
1988年	東京医療専門学校専任教員として勤務
1990年	フリーランスとして勤務 保険医療事務業務を行う サンスター,デンツプライジャパン,ヨシダ等でセミナーを開催

継続通院したくなる歯科医院のスタッフ育成計画
── 失敗しないスタッフの採用から教育まで ──

2001年10月19日　初版発行
2003年 2月17日　第2刷発行
2009年 2月28日　第3刷発行

著　者　岩崎小百合
　　　　沢口由美子
発行者　百瀬　卓雄
印刷所　蓼科印刷株式会社

発行　わかば出版株式会社

発売　デンタルブックセンター　株式会社シエン社
〒112-0004　東京都文京区後楽1-1-10
TEL 03 (3816) 7818　FAX 03 (3818) 0837
URL　http://www.shien.co.jp

DTP組版／(有)インテル

ISBN978-4-89824-016-8 C3047